# 山上敏子の行動療法カンファレンス with 下山研究室

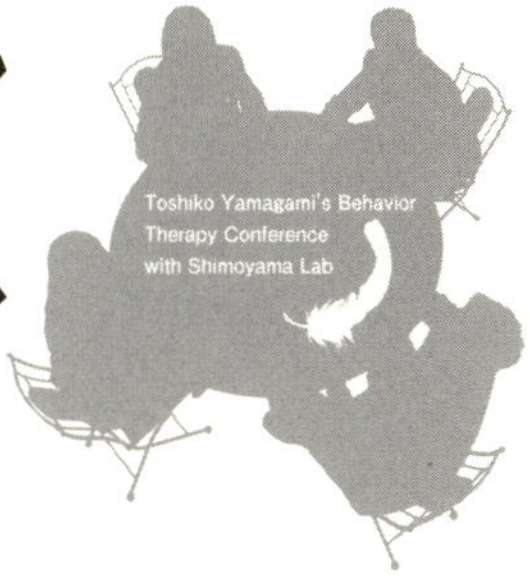


Yamagami Toshiko and Shimoyama Haruhiko

山上敏子＋下山晴彦

岩崎学術出版社

# はじめに

本書は、山上敏子先生をスーパーバイザーとして実施されたケース・カンファレンス（事例検討会）の記録に基づく心理療法の学習書です。しかし、単なるカンファレンスの記録ではありません。読者の皆様が、強迫性障害をはじめとしてさまざまな症状を抱えるクライエントの問題解決を支援する方法を体系的に学ぶことができるように、内容を大幅に再構成した教育訓練テキストとなっています。

心理療法を適切に実践するためには、クライエントとのコミュニケーションの技法、問題に関連する情報を収集するアセスメントの技法、問題の成り立ちを見立てるケース・フォーミュレーションの技法、そして問題解決のための介入技法を習得することが必要となります。このような技法は、単に理論を学ぶだけでは身に付くものではありません。実際にケースを担当するとともに、ケース・カンファレンスに参加し、ケースの扱い方を体験的に理解することを通してはじめて技術を高めていくことができます[1]。その点でケース・カンファレンスは、心理職の教育訓練プロセスにおいては中心となる方法です。

山上先生は、ケース・カンファレンスにおいて、コミュニケーションや問題を見立てる技法、問題解決に取り組む技法といった心理療法の基本技術の用い方を、ケースの現実に即してわかりやすく指導をされます。それは、ケースの発表者だけでなく、そのカンファレンスに参加したメンバー全員にとっての大きな学びになります。私自身、何度となく山上先生のカンファレンスに参加し、この学びをカンファレンス参加者のみに限定してしまうのは残念であると思っておりました。できるならばケース・カンファレンスの記録を多くの人々(特に医療現場で精神症状をもつクライエントの支援にあたっている心理職の皆さん)に読んでいただき、技術向上の役に立ててほしいと願っておりました。それは、山上先生のスーパービジョンには、個別のケース検討を超えて心理療法のエッセンスとなる普遍的な真実が凝縮されており、それを多くの心理職の皆さんと共有したいと考えたからです。

その一方でクライエントのプライバシーを守るという専門職の守秘義務があり、専門書といえどもケースの記録を安易に公表することはできないということも理解していました。本書でお示しするケース・カンファレンスに提出されたケースについては、いずれも原則としてケース記録を臨床研究の資料として活用させていただくことの許可を得ておりました。また、そのような臨床研究を行うことに関する倫理審査もパスしておりました。しかし、そうであっても、安易に現実のケースに関する情報を公表することは、専門職の倫理に反することになります。

そこで、倫理問題に詳しい弁護士とも相談をして、ケースの概要については、ケース検討と関わらないデータは可能な限り除外してケース情報の圧縮を行いました。その結果、「ケースの紹介」欄は非常に簡潔な内容となると同時に、個別のケースを意味するレベルを超え、そこで示された問題や症状をもつケースに共通する一般的情報のみを提示するレベルにまで抽象化できました。たとえば、妄想様観念を伴った強迫性障害のケースであれば、どのようなケースであっても、おおよそこのような生活史や病歴をたどるというレベルにまで情報を圧縮して、ケース紹介情報を簡潔にまとめることができました。

しかし、それでも発症時期、症状の内容、家族関係、所属する学校等といった個人情報は残ります。そこで次に、ケース検討のプロセスに本質的な変更を及ぼさない範囲で上記の個人情報の書き換えをしました。その結果、実際のケースに基づきながらも、そのケースとは異なるケースを創作するということになりました。最終的に「ケース紹介」欄と「ケース検討のプロセス」に相当する本文の内容も変更し、一貫性を持たせるようにしました。

以上のような変更を加えた上で、弁護士に現実のケース・カンファレンスに提出したケース情報と最終的に創作した内容を読み比べ、倫理的に問題がないものになっていることをご確認いただきました。また、山上先生にも最終的な内容が、現実のケース・カンファレンスでのやり取りの本質を損なうものでないことをご確認いただき、全体についてのご校閲をお願いしました。本書は、このような経緯を経てさまざまな症状を抱えるクライエントの問題解決を支援する方法を体系的に学ぶことができる教育訓練テキストとして出版の運びとなりました。

下山研究室では、二〇〇三年以来、山上先生をお招きしたケース・カンファレンスを開催し、臨床指導を受けてきました。それは、研究室の文化となり、伝統となって若い心理職を育てる基盤となっています[2]。本書の基となったケース・カンファレンスは、下山研究室のOBやOGを含めたメンバーが山上先生をお招きして箱根で行った研究会で行われたものです。ケースを提出したのは、いずれも臨床訓練を受けはじめたばかりの若いメンバーでした。本書で扱われているケースの半分は、発表者のイニシャルケースでした。残りの半分のケース担当者も、ケース開始時は臨床活動を始めて二年以内の若手でした。親面接者は、ケース担当して三〜五年の博士課程の学生でした。イニシャルケースであっても、山上先生から教えていただいた基盤があるので、医療機関から紹介された比較的重篤なケースでも対応できていたと思います。

若手が発表する研究会であったので、ケース・カンファレンスを開始する前に、まず山上先生にご自身が実践されている行動療法の基本技法を、自験例を交えて解説いただきました（そのケースと要点は本書の序章をご覧下さい）。その後に研究室の若手がケースを提出したケース・カンファレンスが行われました。山上先生には、若手の発表であったことも考慮していただき、心理療法の進め方の基本を丁寧にご指導いただきました。

研究会では二日間にわたり計六ケースの検討を行いました。それぞれのセッションは、発表されたケースに即したご指導でした。いずれもクライエントとのコミュニケーションの取り方、データの収集の仕方、見立ての形成の仕方、介入技法の用い方、多職種との連携の仕方といった臨床の基本技法をわかりやすく、しかも系統的にご指導をいただきました。参加したメンバーから学ぶことが非常に多かったとの感想が相次ぎ、しかも参加したメンバーは、カンファレンスでの発表経験を経ることで、良い意味での自信を持ち、実際にその後の臨床力ははっきりと向上しました。そこで、この経験をぜひ多くの心理職の皆様と共有したいと考え、教育訓練テキストの創作を思いつきました。

本書をまとめることになったきっかけは、もう一つあります。それは、現在の私の研究テーマである「臨床心理学の教育訓練カリキュラムの構築」と関連しています。心理職が（特に医療領域で）他専門職と協働して働くことができるためにはどのような知識や技術を身に付けなければならないのか、そしてその技術を学び、習得するための教育訓練方法としてどのようなプログラムやカリキュラムが必要かというテーマは、私だけでなく、日本の心理職全体の重要な課題となっています。ケース・カンファレンスは、心理療法だけでなく、臨床心理学の活動全体を学ぶ上で中核となる学習方法です。そこで、ケース・カンファレンスの実際を具体的に示すことを通して多くの方が臨床心理学の活動、特に心理療法の技術を学ぶことができるテキストを編むことを企画しました。

このような経緯で本書が構想され、出版の運びとなりました。山上先生と、岩崎学術出版編集部の小寺美都子さんの協力を経て、本書を皆様にお届けできるようになったことを何よりも嬉しく思います。山上先生、小寺さん（当時は金剛出版編集部に在籍）、私は、本書の前身となる『山上敏子の行動療法講義with 東大・下山研究室』（金剛出版刊）(2)を制作したチームでした。今回、再び三名でチームを組み、山上先生の御指導を書籍にできることは、私にとっては望外の幸せな体験となりました。山上先生と小寺さんには、この場を借りてお礼を申し上げたいと思います。なお、本書を作成するにあたっては、文部科学

省科学研究費　費基盤研究(A)23243073「医療領域の心理職養成カリキュラムに関するプログラム評価研究」の支援を受けたことを記しておきます。

文献

（1）下山晴彦『臨床心理学を学ぶ1　実践の基本』東京大学出版会、二〇一四年
（2）山上敏子・下山晴彦『山上敏子の行動療法講義 with 東大下山研究室』金剛出版、二〇一〇年

山上敏子の行動療法カンファレンス with 下山研究室　目次

## 第二章　悩みと区別して症状をとり、治療に結びつけていく
――うつ状態を併発するケース――

## 第四章　症状を見極め、状況改善に向けて行動処方をする
――強迫性緩慢を呈したケース――



## 第五章　医療と協働して生活をサポートする――統合失調症であったケース――

## 終章 カンファレンスで学んだこと

# 序章　カンファレンスのはじめに

――臨床と方法――

## はじめに

臨床をおこなうには方法が必要です。そして、方法を具体的に用いる技術が要ります。患者の訴えを聴く、患者の苦痛を理解する、苦痛を少し軽くして生活しやすいようにする、安心感をもてるようにする、したいことが少しはできるようにする、……そのような、日常臨床のどこでも期待されている臨床活動をおこなうには、治療者の患者の理解とともに、援助の具体的な方法がいるし、方法を実際に効果があがるように用いる相当の技術がいるのです。

わたくしは長い間、精神科臨床をおこなってきました。医師であるので、効果を期待して日常的に薬物を用いています。そして、これも日常的に、やはり、効果に期待をもって心理療法、わたくしの場合は行動療法が主になりますが、をおこなっているし、両者を併用していることが多いです。このことは、両者の比重の置きかたや程度の差が少しあったり、用いている精神療法の種類が異なることがあっても、多くの精神科医師はそうであろうと思います。

そして、わたくしは行動療法と薬物の両者を併用するときには、薬物が行動療法の効果を上げ効果が自覚されやすいように、また、逆に行動療法が薬物の効果とその効果の自覚をたかめやすいように、薬物の服用の仕方を患者の自覚にあわせて工夫したりもしています。要は、臨床の目的にむけて、その臨床の、その場の必要性に応じて、行動療法の技法や技術を自由に効果的に用いるようにしているのです。

## 行動療法の概略

### （1）方法のシステム

このような臨機応変な臨床行為を可能にする行動療法は、「学習」にかんする基礎学問の臨床応用、として出現し、臨床要請に応じながら発展進化してきた――現在もその途上である――治療法です。この行動療法の特徴は、病理理論に基づいて発展した、まとまりをもった大きな精神療法とは構造を異にしている治療法です。

行動療法は、それだけでは、治療法というより、学習をキーワードにした複数の理論と、たくさんの技法と治療法と治療プログラムを包含している方法の集合体、方法のシステムに過ぎないものです。

そして、臨床実際では、このシステムに包含されている、たくさんの方法の中から、そのときの、その臨床に適合する方法を選びだし、さらに、その方法をその人用にして、それを用いて臨床をおこなうのです。そうすることで、それまでは単にシステムの一部に過ぎなかった方法が、はじめて、その臨床のその人用の治療法になり、行動療法になっていくのです。したがって、ここでは、臨床がその臨床ごとに治療の実際の方法を生み出していく、といってもよいでしょう。

### （2）複数理論と多数技法と治療プログラム

現在のところ、行動療法の理論は四つの群に大別されています。そしてそれぞれの理論はそれぞれにたくさんの技法をもっています。

たとえば、第一の理論枠（新行動S－R理論）には、不安障害の治療の際に欠かせない技法がいくつもあります。これらの技法はエクスポージャーという方法が主体になっています。この方法は、不安刺激状況に曝露（エクスポーズ）するという方法によってその状況への不安反応が軽減されることを期待されている治療法ですが、エクスポーズの仕方によって、いろいろな技法が提唱されてきています。たとえば、古典的には系統的脱感作法があるし、現在では強迫性障害の治療には欠かせない暴露反応妨害法も、この理論枠のなかにある技法です。

第二の理論枠（応用行動分析理論）には、問題を把握理解し、治療を組み立てていくとき不可欠な行動療法の基礎技術ともいえる、行動分析や、課題分析の方法、治療をすすめやすくする問題の構造化、あるいは、治療の過程のあちこちで、学習しやすくさせる教示、強化などの日常的な技法がたくさん含まれています。ここに含まれている技法は、どのような臨床であれ、臨床をすすめる際の基礎的な手続きとして役に立つ方法が多いといえます。

また、ここで技法化されているもののなかには、実際臨床のなかでは、そのように意識されないまま、用いられている方法も少なくありません。しかし、それらも、あらためて技法として意識化して捉えることは、問題の見え方を拡げさせ、方法を用いることにおいても繊細にさせます。そしてそれは、治療の見通しを明るくさせ、臨床をすすめやすくすることにも繋がると考えられます。

行動療法には、さらに他にも二つの理論枠（社会学習理論と認知行動療法理論）がありますが、このなかにはいっている方法は、基礎技法というよりもまとまりをもった治療法になっているのでここでは省略します。

### （3）臨床と方法

行動療法臨床では治療者は、このようないくつもの方法をもって臨床に臨みます。そして、患者の苦痛を、「問題は何か、それが問題でなくなるには、誰の何を対象にして、どのような目標に向けて、どのような方法を用いて治療するとよいか、それがどのようにしたら可能であるか、……」のように解いていきます。そして、実際の方法を個々に工夫し、用いてみて……をくりかえすのです。このようにして、患者の苦痛を軽くして、生きやすくしていくのです。わたくしはこれが行動療法臨床の姿であると考えています。

## 症　例

治療の実際を示すために症例を述べます。

症例Aさん（以後A）は、不眠とパニック発作（息苦しさと全身の脱力発作）を主訴に受診した三〇歳代半ばの一人暮らしの、無職の、生活保護受給中の女性である。彼女にはそれまでも長い間、何カ所もの精神科や心療内科での受療歴があり、短期の入院治療も経験しているようであった。また、詳細は不明であるが、自殺企図の経験も複数回あるらしく、受診の数カ月前にも自殺をしようとして入水していたのを、そこにいた人に止められたらしい。

Aがわたくしのところを受診したのは、Aがわたくしが勤務している病院の整形外科を受診した際に、院内の精神科の看板をみて受診を思い立ったからのようである。しかし、その日は精神科の診療日ではなかったので、ソーシャルワーカーが対応してAのあらかたの病歴をきいた後に、心理士のインテーク診察を経由して精神科受診につないだという経緯がある。この経緯のなかでのAは、とても攻撃的で、それまでの精神科や心療内科での治療や、これまで彼女に関わった人たちへの不満や怒りを声高に述べたという。対応したソーシャルワーカーや心理士は、Aには内科外来の中にある精神科での診療はむずかしいのではないか、と心配になったという。そんなことを経由して、Aは沢山のこれまでの治療や症状の記録や、そこでの対応に関係した苦情の記録や訴え状、診断書、などの、分厚い書類の束をもってわたくしのところを受診した。

この初診時は、午前中の診察がすでに昼を過ぎていた。やっと診察の順番がきてわたくしの前に座ったAに、わたくしは簡単な初診の挨拶をしたあとに、「ソーシャルワーカーや心理士からも、あなたが話をしたことをおおよそのところ聞いた。あなたがもってきたこの書類も、いま、ざっとであるが目を通した。いろいろと上手くいかないところがあるようだけれど、わたくしは、そのなかの、なにを、どこから、どのようになるように治療したらよいのか？」と尋ねた。Aはこのわたくしの質問に少しびっくりしたようであったが、すぐに、表情をぱっと明るく変化させて「眠れないところ」と、元気に答えてくれた。

そこでAの希望する「眠れないところ」を、まず治療することにした。そのために「眠れないところ」である現在の眠りの実際を知ることにした。そして、Aに、眠りの実際を記録してもらうように頼んだ。一日のうちの、実際に眠った時間を、その始まりと目がさめた時間を記録してもらうようにした。また、Aはこれまでに処方されたいろいろの薬をもっており、ときどき服用している様子であったので、実際に服用した薬の名前と量と、服用した時間を、そのつど記録して欲しいと頼んだ。Aは、このわたくしの頼みに機嫌よくうなずいてくれた。このようにして治療をはじめた。

Aは二週間後に睡眠の記録をもって受診した。わたくしはその記録をみてびっくりした。Aの睡眠はほとんど昼夜の区別のない、大体二時間ごとの断続的な睡眠であった。しかし、合計すると一日に六〜七時間の睡眠はとれていた。

そこで、わたくしはAに、「時間だけでみると一日の睡眠時間はとれている。この睡眠のどこをどのように変えたいのか」と尋ねた。Aはすぐに、「夜は寝て昼は起きていたい」と当然のことをはっきりと答えた。この一見、気ままそうにもみえる睡眠も、Aにとっては不快な睡眠だったようだ。そこでわたくしはAに、睡眠の記録の仕方を、八時から〇時までの時間は起きている時間を、〇時から八時までの時間は寝ている時間を記録してもらうように頼んだ。そしてその記録を診察時の話題の中心にして面接を続けた。Aの睡眠は三カ月くらい経つと、大体夜は持続して寝ている時間が長くなってきたし、また、昼はおおよそのところ起きて過ごすようになった。

（Aの治療はこのあとも、睡眠を混乱させる理由の一つになっていた対人関係での腹立ち、他にたいする過剰な期待や配慮の修正などの、社会技術の訓練へと展開していったがここでは省略する。）

## 治療のすすめかた

わたくしが行動療法をすすめるときに留意しているところのいくつかを述べます。

（1）患者に実際に「体験」されているところ、障害感、苦痛を、治療者が具体的に、感じ描けるように把握理解する。

（2）どのようにしたら、その苦痛が軽くなるのだろうかと、治療の方法をその苦痛ごとに考える。

（3）治療の対象も方法も結果も、あきらかにさせて治療する。治療による変化を患者にわかりやすくする。

（4）患者の現在の希望に治療がつながるようにする。

（5）患者ができそうなところ、わずかでもできているところを探して、それを治療法に仕立てるようにする。

（6）治療するというよりも、生活の仕方を学習するというスタンスで治療をすすめる。

（7）治療法は治療をすすめるときのアイディアでもある。治療法の実際の姿はその症例ごとにある。

まだ、いくつもあるが紙面が尽きました。

文　献

山上敏子『方法としての行動療法』金剛出版、二〇〇七年

（「臨床と方法」森田療法学会誌、二四巻一号一五‐一七頁［二〇一三年］を改稿）

# 第一章　初期段階で的確に情報をとり、問題を見立て、介入方針を立てる

## ——妄想様強迫観念を呈するケース——

## ケースの紹介

【クライエント】一六歳　女性
【主訴】いろいろなことに対して不安が強く、どうしたらよいのかわからない。

【生活史】幼少期より好き嫌いが激しい。一一歳（小学校五年生）より不登校。中学三年時に三カ月登校した以外は現在まで不登校。現在、通信制高校に籍を置くが通学できていない。

【病歴】一四歳時に手の洗浄強迫が始まり、増悪したので心療内科に行き、強迫性障害の診断を受けて投薬治療を開始し、症状は減少した。一五歳時に、男性との性的接触がないのにもかかわらず「性病に感染したかもしれない」との妄想様の強迫観念が激しくなり、A病院に入院。対人関係に敏感に反応し、単に男性と話をしただけで性病感染をしたのではと妄想様被害感をもつ。感覚的に過敏でスカートをはくと足元がスースーして不快なのでスカートを着用できないということで日常生活に支障が出ている。転院したBクリニックから紹介され来談した。

【臨床過程】カンファレンスまでに三回の母子並行面接を経過し、情報収集と関係構築を行っていた段階でケース発表。

以下、子Th：子ども面接担当治療者、親Th：親面接担当治療者。

## 情報のとり方Ⅰ——情緒の動きが感じられるか

**発言者**　本人の臨床像とお母さんとお父さんの雰囲気ややりとりで、なにか気づいたことがあれば教えてください。

**子Th**　本人はけっこうかわいらしい子。えくぼが目立つ子です。

**山上**　かわいらしいというのは、外観のかわいらしさ、それとも雰囲気のかわいい子、という感じだったの？　顔立ちがよくてもかわいいと思えないこともあるから。あなたの感じたことね？

**子Th**　そうですね、甘えたようなところがあって……。

**山上**　情緒的にもあなたがかわいらしいと感じたのね。それは大切な情報の一つね。

**子Th**　そうですね。服の印象も、今風の高校生という感じを私としては受けました。

**山上**　外観が今風高校生、かわいいねとか情で捉えられたら、これは良くなりやすいかなと思える情報の一つね。強迫症状があるときに、こちらが情緒的にあまり入り込めない、ロボットさんのような感じだと少し治療を進めるのに難しいことがある。あなたの印象がかわいい子という、情が動いている印象があったところをみると、治療がしやすいかと思える。

そんな、初診時の印象は大切。それは背が高いとか低いとかいうような客観的なものではないけれど、大切なデータの一つです。

### 情報のとり方Ⅱ――ポイントとなる「問題点」を取り上げる

子Th　憶測の域を超えないですけど、（この子は）人と一緒になりたい、普通になりたいけど、そうなれていないと思っているところがあるように感じます。

山上　それはどういうところからそう思うの？　自分のどこが普通でない、普通になりたいとこの子が感じていると思う？

子Th　考えすぎるところ。

山上　それがどの情報からかを整理してね。

子Th　はい。みんなはこんなことを考えない、こんなことをしないのに、自分だけやっていていやだとか。

山上　みんなが考えないこんなこと、というのはたとえばどういうこと？

子Th　強迫の行為について聞いているときに、みんなはこんなことをしないのに、ということです。

山上　はい。ここまでで、あなたが、ここのところを取り上げようというところを述べてください。

子Th　私が一回目の面接を終えて、最初に気になったのが、「（友達との関係も楽しかったけどなんか）寂しかった」というところです。その理由は、楽しかったけど寂しかったという、両方あるのが不思議だと思ったのと、もう一つ、今おこなっている強迫が対症療法的に治ったとしても、また対人関係で楽しいけど寂しいというようなことがあったら……。

**山上** 強迫があると思ったのは、どこをどういうふうに捉えたからなの？　これからここのところは変えなければいけないなというのは、私の言葉で言うと症状だし、あなたたち心理職の言葉で言うと問題点だけれど、それをここまでまとめると、どうなりますか？

**下山** つまり、子ども担当治療者がこの人の問題をどう捉えているか。どう対応していったらいいと捉えたかということですね。

**山上** おおまかに、第一回が済んだところでね、「訴えられている問題はこんなことか」とか「ここにポイントを置いて援助できるかな」とかいうことを治療者は考えるでしょう。ここまでを整理するとどうなるの？　症状っぽいところもありそうだし、この年齢特有の悩み方もありそうだし。ここまでであなたが「この子はこういう子で、こういうことを悩んでいて……」という一回目の面接のまとめ、こう思ったというところを教えてください。

**下山** クライエントさんにお会いして、印象と見立てとかを受付メモに書くでしょう。それです。

**子Th** はい。このとき思っていたのが、異性に対する恐怖が一番大きいように思いました。

**山上** それは症状として捉えるの？　異性に対する恐怖というのは、この年齢ならあるわよね。それを症状として捉えているのはどのようなところからそう思ったの？

**親Th** 発言してもいいですか？　まず最初に、子ども担当治療者が一番気になることを聞いてくれて、服のことですが、この子は今スカートがはけずに男性用のゆったりとしたズボンをはいている。これは症状と捉えられると思います。もう一つ、この子は、男の友達が好きなんです。興味もある。「男の人と会ったときに、何かされたんじゃないかと思って怖くなる。だから友達とかでも会いたい人とかいるのに会えない」と言っていますが、この友達というのは男の子です。

山上　スカートがはけないことと、男性と会うと何かされたのじゃないかのような、恐怖みたいなものもあるのね。男の人に対して違和感があるけれど、違和感だけじゃなくてちょっと恐怖みたいなものもあるとか、何かされたのではないだろうかと思ってしまうとか、誰にでも出るものでもないでしょう。症状としてどれがとれるのか、問題として何がとれるのかというような見方がいるね。

子Th　性病に感染したんじゃないかってところまでいくのが極端だなとか、そういうことですか。

山上　男の人と会うだけで性病に感染したかなと思うのは、年齢を考慮しても少し飛躍しているように思うけれど。それがひどく病的なことなのか、この年齢特有のことなのか、それは面接の全体から読まなければいけないでしょうね。

## 見立てを書き出す——次回以降の面接に向けて

山上　ここのところは、治療の対象にしなければいけないといった見立てがいるね。話を聞いて、次にまた面接する。まず、この子のこういうところが特徴であるという見立てをする。見立てをして、次の面接でその見立てを少し具体的なところで捉えられるようにするでしょう。その見立てとして、ピックアップできるのは何があるのかということね。

子Th 全部一様にやってきちゃったなというのが私のなかにあります。

山上 どこをどのように援助してあげたら、この子のここのところが少しうまく行くのか、そういう見立てね。

たとえば、少し病的？　考えすぎなところがあるよね。この年齢にはあることだけど、男の人と会って何かされるんじゃないかとすぐ考えてしまうところとか、ちょっと注意して捉えるといいね。それからこの子は、強迫症状と評価されているけど、考えが、本当に思っていることではなくて、浮かんでくるようなところがないのか、ということなど、どのように「症状」があるのかとまとめてみる。また、この子はこういうことを訴えている、どういうことかよくわからないから次に聞こう、とか。

一つの面接が終わったら次の面接に向けての方向が出るようにするといいね。ここまでの話ではその方向がちょっとわかりにくいかな。

下山 最初にケースをどのように受け止めて、これからどのようにもっていくかという、マネジメントをしていくためのとっかかりをつかむ。それが大事なわけですね。

山上 インテークのところで、こういう問題をもっているのかな、援助ではこういうところを対象にしたらいいのかな、こういうところは少しセンシティブになっているなとか、インテークが終わったときのまとめですね。

この子はこういうことを問題にしているようだ、こういうことをこの方向に少し援助したらいいかなとか、はっきりした論でなくても、面接者に感想が出てくるでしょう。その感想をいくつも箇条書きにでもしてみたら少し理解しやすいのではないかしら。この年齢の人らしいことを言っている、性的な恐れがあるのか、対人過敏のようなことを訴えている、これはこういうことかなとか、面接者に浮かんできた考えをいくつも書きとめる。そうすると、次の面接へのつながりができる。

**下山**　われわれは受付面接のカンファレンスもやっていますけど、そういうときとりあえずの見立てをしっかりもつようにしましょうと伝えています。そのことができているかということですね。

**山上**　そうそう。仮説でね。一〇〇点満点できれいにまとまるということはないから。面接していると、いくつかピックアップされてくることがあるでしょう。この子はこういうことを言っていると思う……とか、さしあたってここのところを面接の対象にしようか……、とかいうようにして。

**下山**　一回目の面接をしたところで、自分が問題だと思ったこと、それをこのように改善したいと思ったことを自分なりに確認して整理することが必要ですね。

**山上**　まとめというか、この子はこういう話をした、このこととこのこと、という仮のまとめね。この子は自分のことを言えているから、書き出すのはそんなに難しくないと思う。そんな癖をつけるのもいいよ。

一回目の面接で、こういう話をした、こういうテーマだった、それからこの話のなかにこんな問題意識をこの子はもっているようだ、という印象ね。そうするとここはこんな援助を始められそうだとか、ここのところはよくわからないから次に聞いてみようとか、そう取り出しながら次の面接につなげることができる。すると二回目の面接は、一回目よりもこちらの聞く力がアップしている。

そういう先に向けてのまとめとか、印象みたいなものを、そのつど書きとめる習慣、ちょっとまとめる習慣をもつといいね。みっぱなしではなくてね。そういう習慣をつけておくと臨床が面白くなるし、面接も少しずつうまくなっていくと思う。

**下山**　（子Thに）それはしていないの？　つまり記録というのは、やったことを書くだけではなくて、自分がどう思ったかということを書きましょうと指導しているはずだけど。どう？

**子Th**　はっきりと書き出してはいなかったです。

**山上**　はっきりと書き出してないというのは、書き出しにくいのよね。さぼっているのではなくてね。こういうことを言った、とまとめて書き出すのは、言うのは簡単だけど、習慣ができるまでは少し難しいことだと思うの。

だから、とにかくちょっとだけでも考えたことを書き出してみる。自信がないときはクエスチョン・マークを三つも四つもつけておけばいい。そして一つずつ自分で見立てや考えを整理する練習をするといい。あなたたちのこれからの臨床の基礎になるところだから、いい癖は少しでもつけておくといいね。言いっぱなし、聞きっぱなしの習慣がついてしまわないようにね。そうすれば、クライエントの言葉を逃しにくくなるし、わからないところがわかって、少し理解が進むようになる。聞きっぱなしにしていると、自分が聞き落としていることが、わからないのよね。こうやって質問されると、そこは聞いていなかったとわかるでしょう。それを自分でできるようにするといいね。

私は長いこと臨床にいるのだけれども、それでも落としていることがある。あとでまとめようとするとき、この情報が落ちていたとか、わからないなとか、そういうことはやはりあります。だから、こういう習慣を早いうちにつけておくといいね。

**下山** 今のことはとても大事なことだと思います。こういうケースは特にそうだと思うんだけど、このクライエントさんはある種独特の感覚・思考のスタイルで、いろいろな混乱をもっていますね。それをこちらが聞いて、一緒に混乱のなかに入るのは大事だと思うんだけど、もう一方でそれをどこでつかまえていくかということをしていかないと、どんどんこの人のもっている混乱のなかに巻き込まれていって、右往左往してしまう。

だから少しでもそこで何かをつかまえて、問題はなんなのか、それをどのようにマネジメントしていくかということを自分なりに考えていくことが大切になります。そのようにして病理なり症状に向き合う、あるいはそれを外在化して扱うことをしていく。そういうスタンスがなくて、単に聞いて巻き込まれていくのでは、専門家として責任を果たしていない。

最後のほうでこの子は、治療者を「Yちゃん（子ども担当治療者の下の名前）と呼ぶ」なんて言っていますね。この子の混乱した世界にどんどん取り込まれて、治療者も混乱してしまうということがあるから、山上先生が言われたように、入りながらも一歩下がって、これは何なのかと、症状をマネジメントできるようになっていかなければと思いますね。

## 強迫の症状はパターン化して聴く

**子Th** すいません、（ケース報告の）時間がかかってしまって。

**山上** よくわかります。同じことを繰り返している。同じパターンでしょう。そのうちの一つを取りあげてそこを丁寧に説明するといいですよ。

**子Th** そうですね、ずっと同じことを聞いていますね。

**山上** そうなの。同じ症状の繰り返しなのね。だから一つ二つ強迫の症状を丁寧に聞き、こんなときはこうしているだろうと推測してみてごらん。強迫の症状は同じパターンで続いているから。こういう状況のときはこの人はこうすると推測できると強迫の症状をとれていることになる。次が推測できることが多い。

**子Th** はい。

**山上** 我慢強く聞いているところは、とてもよいです。そこが臨床の基本です。

## 情報のとり方Ⅲ――「症状」と「普通のところ」を区別する

**下山** 子ども担当治療者は適切に情報を収集し、見立てを形成することができていないということはあると思います。しかし、これは初心者だから仕方ないと思いますけどね。初めて本格的な臨床面接をして、通常ではわからない症状が出てきているわけだから。

プラスの面を言うならば、クライエントの世界に一生懸命入っている。子どもも担当治療者もこういう混沌がわかるところがあるのだと思います。悪く言えば巻き込まれているけど、よく言えばなかに入り込んでいる。それでクライエントも安心している。治療者がもっと堅い人だったら、この人には私のことなんて話してもわからないやと思うかもしれない。でも、この治療者は話しても怖がらないし、異質な感じもしない、というところはあるかもしれない。

ただそれがマイナスにもなって、どんどん巻き込まれていって、その世界に留まってしまうというところもあるかもしれない。そういう意味で、山上先生が言われたように、つかむところはしっかりとつかんでおくことは今後大事になってくると思います。

**山上** 思春期にある女の子が、ある症状をもっているわけだから、その症状と、その女の子とを捉える。そのとき、二つはひとまず区分けしたほうが捉えやすいよ。

**子Th** この年代なら普通だよなというところと症状を区分けするのですね。

**山上** そう。この子にはかわいい健康なところがいっぱいある。そのようにあなたはとっていっている。そのとり方はとてもいい。そのなかで病気の症状が出ているけど、そのとき、症状と普通のところとを、意図的に分けてとるような、区分けしていくようなとり方がこのケースには要ると思う。症状の部分とこの子の健康な生活の部分とを区分けしたとり方、かなりできていると思うよ。それがこのような症状を診るときには必要です。

これは悩みのとり方とちょっと違うところ。悩みの延長として捉えるのではなく、病気の症状として取り上げる。今日は症状を聞こうね、というように区分けするようなとり方が、混乱を生じさせにくくする。

このケースは症状をよくとれていると思います。ちょっと変わった子のようだけれど、それもよくとれていますよ。症状のところに焦点を合わせて治療する必要があると思うけれど、そのために症状を普通のところと区分けをするというとり方が必要ですね。強迫症状というのは、悩みのついでに出ることもあるけど、少なくとも症状を見るときには悩みとは別のものとして見ることが、取り出しやすいし、治療がしやすいです。

もちろん強迫症状があって、強迫的な構えがあるから、連続してみるところはたくさんあるけれども、一応、症状、この人、と分けてとるとり方をすると、混乱しなくてすみますね。

## 情報のとり方Ⅳ——治療者の「主観」を客観的に考察する

**山上** それから、この子はスカートをはけないということで、男物のダブダブのズボンをはいているの？
**子Th** はい。
**山上** それはどういうことかしら？

子Th　……。

山上　どうしてだろう。

子Th　わかるような気はしますけど……。

山上　一生懸命工夫しているのかな？　男物のズボンをはいて、それ以上症状に巻き込まれないように工夫して、生活しているのかしら。たとえば、そういうふうにいろいろに考えてみてみよう。ズボンをはいて変だ、じゃなくて。そうしていることのその子にとっての意味を考えてみよう。なるべくスースーしない、でもピッチリこないように男物のダブダブズボンをはいているんだろうか？　いろいろ想像してみる。そしてそれを、こういうことかな？　と少し聞いてみていると、もしかしたらクライエントに「ちょっとわかってもらえたな」という気持ちが少し起こるかもしれない。

なぜそうなのと質問しても、クライエントにはほとんど答えてもらえない。こちらのほうが想像するの。どうして男物のズボンをはいて、スカートをはかないのか。その違いは何なのかいろいろ考えて、感じとっていく。そして、答えを探していくのね。

クライエントには、言いたくないことやよくわからないことがたくさんあるからね。一生懸命こちらが考えることね。考えて、この人の生活の仕方をみて、そこに生じた疑問をまた考える。そしてそれをちょっと聞いてみる。

下山　山上先生のコメント、わかるかな？　わからなければわからないと言っていいんだよ。

子Th　頭ではわかるんですけど……。

山上　そうね。自分の感覚を働かせながら、自分がわかるように話を聞けばいいね。

下山　まず、症状とそうでないものを分けなければいけない。クライエントはその症状をなんとか、奇妙なやり方かもしれないけど、コントロールしようとしている。周りは奇妙なことだとみるけれども、コントロールしようとしている努力なんだ、そうみることによってずいぶん違ってくるじゃない。

　変なことをしている、わけのわからないことをしている、バカなことをしているとみるのと、症状をなんとかコントロールしようと努力しているとみるのでは、どちらの見方をするのかで、共感する力やクライエントが理解されたと思うかどうかに違いが出てくると思うんですよ。

山上　クライエントが訴えているいろいろな症状に、こちらの身を置いてみるといいですよ。疑似体験を意図的にしてみる。たとえば、人と会うときに逃げたくなると訴えているなら、それを想像体験してみて、そこで生じる気持ちをちょっとつかまえて、その気持ちになってみる。その気持ちを手がかりにして、「こういうこと?」と聞いてみる。それはクライエントに通じやすいかもしれない。

　字面ではなくて、そのつどの体験を想像しながらクライエントの話を聞くと、クライエントの話がわかりやすいと思う。想像が合っているかどうかどうかは、クライエントに聞けばいい。そうすると情報が得られやすくなるし、こちらの情報量はどんどん増えていくことになる。理解を一緒に作っていくような感じかな。ともかく考え考え感じ感じ話を聞くことね。

下山　子ども担当治療者は、クライエントにスッと入っていってしまうところがあると思うんですよ。それでクライエントと一緒に揺れたり動いたりする。それは能力だと思うけど、もう一方で山上先生が言われたように、ちょっと離れて症状は症状として分けていく。そして、その上でまたなかに入っていって、この症状に対してこう感じているんだなと共感をする。スッと入るだけじゃなくてね。

**山上**　そのためには、面接のあとで、できるだけ言語にして考えてみるの。わからないところはわからないけれども、クエスチョン・マークでもつけておいてひとまず言語化する。そしてそのとき考えたことも書いておく。サブ・ノートみたいにしてね。自分の反応も記録し、考察の対象にする。

話を聞きながら感じとり、それらを情報としてまとめる。主観で感じとり、客観データにしていく。そういう作業が必要です。そうするとどんどん伸びていく。

**下山**　もっとも、最初からは共感できない人は、それは距離をとってみるしかない。でも、子ども担当治療者は、このクライエントの世界に共感的に入っていける。だからこそ、入っていったらそこから離れて客観的にみる努力をしなければならない。

**山上**　共感ができなくて、「このクライエントはいや」と思うときがあっても、それは治療者の反応。それもデータの一つ。そして、なぜ「いや」だと思ったのかと考える。面接の間に起きることは何もかもデータです。今、下山先生が言われたように、ポジティブなところは拾いやすいけど、ネガティブなところは拾いにくいところがある。それでも、心して拾っていくようにする。

**下山**　子ども担当治療者には重要な情報だと思います。

介入の基本I――対象を絞り、予測・計画する

**下山**　どうですか、フロアからの意見はありませんか？　子ども担当治療者と同じような立場（初心者）の人もいると思います。積極的に質問をしましょう。

**山上**　思い切って発言するといいよ。言葉に出したら頭も動く。

**下山**　そうそう（笑）。記憶に残るよ、「発言したケースだ」って。

**山上**　恥ずかしいなんてことはないの。私は意見を言っているけれど、それは一つの意見に過ぎないの。

**発言者**　子ども担当治療者の資料の最後に、曝露反応妨害法（以下ＥＲＰ）を行いながら、寂しさや怖さについても本人を脅かさないよう丁寧に聞いていく、とあります。具体的に何に対してＥＲＰをやろうとしているのか。それから、寂しさや怖さというのはどういう内容のことなのか、どういうことを想定しているのか、そこがはっきりすると今後の見通しがつきやすいのではないかと思います。

**子Th**　これから具体的にＥＲＰをやろうというときにどうすればいいのかは、まだイメージがつかめていなくて困っています。いきなりは絶対に無理だと思うんですけど、誰か大学院生の男子を連れてきて、「ここに男の人がいます」というふうになるのかな（笑）と想像して、ええ⁉　と思ったりしています。実際にやるとなると、スカートのこともハードルが高い気がしますし、どうしようと思っています。

**山上** ＥＲＰを実際におこなう前に、このケースはそれをできるだけの情報が集まっていないの、まだ。概略の情報しか集まっていないでしょう。この子にどのような恐怖があるのか、ＥＲＰの対象となる具体的な症状は何なのか、その部分の具体的な把握はまだできていないですよ。ＥＲＰの対象になる強迫観念はどういう観念で、どのように強迫的なのか。どのような強迫行為がどのようにして出現しているのか。そういう症状の分析がまだまだ不充分です。ＥＲＰが適用できるのかどうか。ＥＲＰをどうするか以前の問題ね。

　ＥＲＰをするためには、この子の症状のしっかりした把握をすること。そして、その症状に対してＥＲＰをしたらどのような効果が出て、症状にどう影響するのかという見通し、予測を立てることが必要です。この子はいろいろ問題があるから、この強迫症状に対してＥＲＰをするとこの他の問題も少し良くなるだろうとか、そういう予測を立てることも必要です。ＥＲＰを進めるごとに、また次の予測が立って、見え方も広くなっていく。そういう進め方が必要ですよ。

**下山** われわれのところはこういう初心者がやっていますので、比較的マニュアル化をして、不安段階表を作って軽いところからやっていこうとしています。まあ本人の希望も聞きますけど。基本的にはそういう作業をすればいいわけですね。

**山上** そうです。今、治療の対象としているのは、ここ、というような見方が必要ですね。

**下山** 以前に子ども担当治療者の話を聞いたとき、症状や行動に巻き込まれてきているなという感じがしました。共感はしているのですが、問題を捉えることができていない。そこで、少しでも症状に対してマネジメントできるようになるために、ＥＲＰができる工夫をしていかなければならない。巻き込まれるのではなくて、こちらがしっかりとそこに対峙できるという段階に入らなければいけない。そういう話をしました。

ＥＲＰをする場合も、ただすればいいというものではなくて、山上先生が言われたように、そのために全体を把握して順番を決めてやるという、それが症状に対するマネジメントになる。そういう作業が大事だと思います。

**山上** その方法の直接的な効果と、全体への影響もみます。この子はいくつか問題があるようですよね。だから、ここのところはこう治しながら、それが他の問題とどのように関係があるのか、というように、いつも、治療しているところと他の症状や全体との関連、その問題を治療することで他の問題がどうなるのか、そういう見通し、地図のようなものができるといいわね。

**下山** マクロなケース・フォーミュレーションをしていくということですね。

**山上** そうですね。

## 介入の基本Ⅱ――問題の「地図」を作り、治療目標を決める

**下山** クライエントは、「考えが降ってくる」とか、「考えに圧倒されて取り込まれてしまう」ということを言っています。それは強迫観念なんでしょうか。侵入思考というものでしょうか。

山上　強迫観念は、考えなくてもよいと思っているのに、意思に反して出てくる考えです。この子の場合は侵入思考というほどに混乱はしていないようですけどね。思考のインテークの仕方によって、情報のニュアンスも変わります。侵入思考っぽくとってしまうと、そうとれてしまうこともある。だから自分が今とっているのはこの部分である、というふうに地図を描くようにして面接を進めたらいいと思う。今のところ、このやり方でこの子は良くなっているのでしょう？

子Th　なんとか普通には生活しているという感じです。

山上　「どこが変わったらいいと思うの？」とか、「その、人に巻き込まれたりするところが変わるといいのかな？」とか、こちらが少し具体的な地図をもって、ここをこうしたら少しいいのかしらというふうに、まず少しだけ方向を定めると聞きやすいかもしれません。
　こういう問題がありそうだという大まかな地図を作って、「今日はここのところが少し整ったようだけど、次は何をしようか」とか、「あなたはこれとこれとこれの問題をあげているけれど、そのうちのどれをまず治療しようか、それとも全部一緒にしたらいいの？」とか、聞くといいと思う。そうしたらクライエントが、「ここのところを治してほしい」とか言ってくれるから、それに従っていけばいい。

下山　それをしないと、クライエントも、「せっかく来たのに何もしてくれない」となってしまいますね。

山上　クライエントの希望に沿うことね。クライエントが求めてきているから、その求めに職業として沿うこと。これで仕事が成り立っているわけだから。それが私たちの仕事ですね。

**下山**　今日は、山上先生にいろいろなことを指摘していただいたので、頭のなかを整理していかなければいけないですね。

まず症状を分けるということをしなければいけませんね。単に共感しているだけじゃなくて、一歩下がって分けるということ。そことどう治療者が関わっていくか。そして症状を全体の地図でみて、どこを一緒にやっていくのかについての見通しをもつということが大切になりますね。クライエントと一緒にやっていくには、ある種のリーダーシップもとれなければならない。それが課題だね。

**山上**　あなたは面接の入口のところで、この子を少し助けてあげたでしょう。

**子Th**　え？

**下山**　彼女はうれしそうに話していたじゃない。

**山上**　あなたが役に立っていたわね。

**子Th**　ああ。

**山上**　少しあなたには分ができているのよ。

**下山**　今のところはね。子ども担当治療者のことを「Yちゃん」と親しみをこめて呼んで、よろこんでいるから。

**山上**　難しいだろうと思うけれど、こうして勉強していけばいいよ。クライエントを逃さないように。捨てないように。これもとても大切なことです。

**下山**　自分の苦手なこともちゃんとやるということですね。

## さまざまな可能性を除外せず、確かめていく

**下山**　このケースの記憶障害（「記憶が飛ぶ」）について山上先生にお聞きしたいと思います。

**山上**　これくらいの年齢の子の軽い記憶の障害は、症状かもしれないし、そうでないかもしれない。丁寧に聞く必要がありますね。この子の記憶に沿って丁寧に聞いてみる。そういう意味でも、しっかりと記録をとることが重要ということですね。丁寧に聞いていって、確かに記憶の障害や思考の障害があるのか注意します。

**発言者**　極論ですけど、何もなかったのではなくて、逆に性病に感染するようなことがあったのではないか、逆に記憶を違えているのではないかということも、考えの一つとしてもっていなければいけないのかなと思います。

**山上**　そう、いくつかもっていること。この筋でとるとちょっと捉えにくいところがあるとか、捉えられていないところがあるのではないかとか、どのケースに関してもそうですね。治療を終結してはじめてわかるということもある。だから、そこにある情報は除外してしまわないこと。どこかで覚えておくこと。

この報告をみると、（クライエントは）面接のなかで上の空というか視点が定まらない様子をし

ているところがあるでしょう。これが何なのか。そんな注意もしておくと良いですね。これはあなた（子Th）が捉えたところ。大切なところです。

**子Th** はい、このクライエントは何かふわーっとして、フンフンという感じで聞いているような印象です。

**山上** それはこの子がいろいろなことを空想したりしているのか、あるいは意識が少しあいまいになりやすくなっているのか。

**子Th** 何か考え事をしているのかな、聞くことに身が入っていなくて何かを考えているのかなという感じでした。

**山上** それはこの子の面接の経過の特徴としてずっとあったこと？

**子Th** そうでもないです。けっこう身を入れて話をしてくれて、聞くときもウンウンという感じ。

**山上** そうしたら、このときだけ起こったの？

**子Th** そのときはすごく印象に残ったんです。私が強迫観念とはという話をしていたときに……。

**山上** あなたの説明に対しての反応？

**子Th** いいえ、内容に対してではなくて話をしているときの……。

**山上** あなたの説明が、わからなかったのと違うの？

よくわからないけど、意識の障害ではないかという可能性は否定できないね。でも、全体の経過をみるとありそうではない。こういうことが出てくると、これは何なのかみなければいけない。意識障害がポツポツあるという感じの病歴ではないけど、病歴はまだ少ないですからね。

子Th　そこまではわからないけれど、可能性の一つとしてはもっていたほうがいいのですね。

山上　そうね。注意しなければいけないところね。今なに考えていたの？　今どうしていたの？　と、そのときにその状態を聞いてみる。

発言者　たとえば、てんかんの一瞬記憶が飛んでいるだけの人かもしれないし。

山上　それだと他にも記憶が飛んでいるような症状があるかもしれませんね。

発言者　そうですね。

山上　子ども担当治療者の情報は、現象の羅列というよりもストーリーとして提示しているから、抜けている可能性はあるかもしれませんけれども。

発言者　そういう目でみていると、意識障害かどうかを否定できていくかもしれないということですね。ありがとうございます。

子Th　一番最近の面接で、彼女が自分で記憶が飛ぶということを言っているんです。

山上　そんなこと言っているの？

子Th　それで、えーっと思って。

山上　それはよく聞いておいてね。記憶が飛んでいるということを、いつ、どんなふうになるのか、具体的によく状況を聞いてごらん。それで本当に記憶が飛んでいるようであれば、それは取り上げて、よく聞いて、（疑いがあるなら）主治医に相談する、あるいは精神科の受診をしてもらって、検査をすることも必要かもしれないね。

下山　それがはっきりしてきたらBクリニックに連絡して。

山上　ただあなたは、全体は、そうではない筋で話しているからね。あなたの報告を通して聞くと、ここに記憶障害のことが出てくるのは不思議な感じがあるの。他のところは記憶障害ではないからね。記銘障害であれば器質的な問題であることもあるから、医学的な判断や治療の対象になる可能性もあるから。視点が定まらないのね？

子Th　ボケーという感じ。

山上　ねえ、って言ったらどう答えるかしら？

子Th　そうしたらすぐに（返事が）返ってきたと思います。

下山　白昼夢っぽいところがあるのかね。

山上　「今ボーっとしていたけどどうしたの？」と聞いたらどう答えると思う？「今何考えていたの、ときどきそういうことがあるの？」とか。こちらが納得できるように聞いてみるといいね。

# 第二章　悩みと区別して症状をとり、治療に結びつけていく

## ——うつ状態を併発するケース——

## ケースの紹介

【クライエント】一八歳　女性
【主訴】手洗いがひどく強迫性障害と診断され、投薬治療を受けて強迫症状は減ったが、今は落ち込みがあり、やる気が出ない。

【生活史】小学校と中学校は特に問題なく過ごす。高校三年時（一七歳）から洗浄強迫の症状が出現。大学受験に失敗し、第三志望の、不本意な大学に通学することとなる。

【病歴】大学入学後に症状が憎悪したので神経科クリニックに行き、強迫性障害との診断を受けて投薬治療。二カ月後に気分の落ち込み、意欲低下、集中力低下、中途覚醒、早朝覚醒が顕著となる。通院しているクリニックでは投薬処方のみで話を聴いてくれないので、認知行動療法を希望して来談した。

【臨床過程】カンファレンスまでに五回の母子並行面接を経過した段階でケース発表。面接開始当初は受験や大学を話題にすることに躊躇がみられたが、徐々に大学の雰囲気への馴染めなさや友人との気の合わなさを語るようになった。

## 主訴を落とさない

**山上** 主訴はどれですか？　インテークで「何を困っていますか？」と聞いて、どう答えていますか？

**子Th** この資料の「問題」の欄にありますが……。

**下山** 資料の「問題」の欄にあるのはクライエントが言ったことそのものとは違っていますね。担当治療者がクライエントの問題行動と思う事柄をまとめたものですね。これはかなり加工された記述だよね。

**山上** 「これが困っています」、「これを治してください」、というのが主訴ね。

**子Th** 相談申込書では「やる気がない」ということでした。

**山上** 「やる気がない」、というのが主訴ね。治療は主訴を中心に置いて進むの。だから一番最初の主訴が大事なの。途中で強迫が出ようと、主訴がどうなっているかに向かうから。最初の主訴を落とさないように。

## 症状間の関連性を把握する

（山上先生と発言者、ケース発表者の間で、主訴は何かと症状の出始めた時期、症状が強くなったきっかけについて質疑が交わされる。来談の経緯を整理していく。）

**山上**　主訴はどう語られているの？

**子Th**　強迫の症状が高三の夏くらいからゆるゆると出始めていて、受験に失敗したことが決定打となって強迫が悪くなり、行きたくない学校に通っているうちに抑うつ症状が出てきたという流れで、現在は強迫と抑うつの両方がかぶっている状況です。

**下山**　かぶっているというか、うつが出てきて強迫が少なくなり、うつが良くなってくると強迫が復活してくる。単純にみると、エネルギーが出てくると強迫も始まるという感じかな。

**山上**　現在はうつと強迫がある……。症状自体は難しくないと思いますが、どこに焦点を当てて治療するのかが大切になる。うつと強迫は親類同士なんです。両方一緒に出たり、あるいは片方ずつだったり。だから、両方があるときに、うつと強迫の出現の仕方をみていたほうがいい。このときはうつ症状だった、このときは強迫症状だった、このときは両方出ているというように追ってみると、どこに焦点を当てて治療をしたらよいかがみえてくることが多いです。
　枝葉のところにこだわるみたいだけど、病歴として大切なところだから、そこは丁寧にして下さいね。

**子Th**　流れで言うと、高三の夏くらいから強迫のようなものが出始めて、受験の失敗で三月にクライエントがまずいと思うくらいに悪化して、そこから強迫がメインに出ていた。でも五月に入ってからうつが出始めて、五月の半ばには足のむずむず（薬の副作用）の訴えが出てきて、六月の始めには強迫がなくなった。その後六月七月はうつが出ていたが、それはだんだん良くなってきて、八月頭にはまた強迫が出始めた、という流れです。交互に出ているようです。

**山上** 交互？

**子Th** 強迫が出ている間はうつが出ていなくて、強迫に疲れたからか学校がいやだからかでうつが出てくると強迫が少し治まって、うつが少し良くなってくるとまた強迫が出てくる。

**山上** どうなっているか経過図を書いてみるといいね。うつと強迫は親類同士。総合的にみたらいいのか、片方だけに焦点を当てて治療したほうが援助しやすいのかということをみることになる。うつと強迫を別々に取り出してみて、経過が相関しているかどうかとか、調子がものすごく悪くなったら強迫だけが出たりするのかとかをみてみる。そうすれば、どちらを中心にして治療をしたらいいかわかりやすいと思う。

**下山** うつが出ているときというのは、クライエントは強迫を気にしていないし、お母さんも強迫は出ていないと言っているようですね。

**子Th** クライエントは気にならないと言ってます。

**下山** 強迫とうつが症状として並存しているということはない？

**親Th** 子ども担当者とはちょっと意見が違うのですが、ゼロ・イチではないと感じています。確かにうつがちょっと良くなったときに強迫は出ているんですけど、明らかに抑制もかかっていて、うつというときにもトイレット・ペーパーが気になったりしている。

**山上**　うつ症状として強迫があるということ？

**親Th**　そこまではまだわかりませんが、ただ単純に、一方が増えれば一方が減るというものでもないのかなという気がしています。

## クライエントが症状や状態をどう考えているかに焦点づける

**発言者**　うつが出ようと強迫が出ようと、「やる気が出ない」というのがニーズになっていると思うので、そこに焦点を当てていくほうがいいと思います。そのためには、症状をとるだけではなくて、クライエントが受験に失敗したことをどう考えているのか、もし受かっていたならどうだったのかといったことをもっと聞いていく。なぜかというと、強迫かうつかどちらが出るにしても、その根底にある認知が関わっていると思うからです。そこがわからないうちは介入できないと思う。その辺りのことを聞いているのかどうか。

**山上**　クライエントがどう考えているかよくわからないうちは介入はできない、というのはそのとおりでしょうね。症状についてだけとっていてもわからないところがある。基本的な認知構造がわからないと治療はうまくいかないということね。でも症状をよくとることは認知構造もよくとれるということではないの？

**子Th**　学校や受験の話ができるようになったのは最近ここ二回のことなので、まだあまり深い話はできていません。志望校に落ちたことについて、「行きたいところに行けなかったことによって、自分はダメだと思ったりはするの？」とやんわり聞いたのですが、そのときは答えてくれませんでした。イエス・ノーの質問だったので、もっと思うところがあったのかもしれません。でも、クライエントは答えてくれなかったので、それ以上は話を深められていないです。

**発言者**　受かっていたらどうだったかは尋ねていますか？

**子Th**　それは聞いていないので、今度聞いてみようと思います。

**下山**　たとえば、受験に失敗してもそこで適応していく人はいるわけですよね。このクライエントの場合は、大学に落ちたことでこうなっていったということは、彼女のなかで認知的処理がうまくいっていないという想定があっての質問ですか？

**山上**　今の質問はそういうことですか？　受験だけのことを言っているわけではなくて、症状をこう言っているけれども、それをどう思うかというところについての質問ですね？

**下山**　症状をみるのも大事だけど、彼女の認知がどうなっているのかにもっと焦点を当てて情報をとったほうがいいという意見だよね。

**発言者**　そうです。まだクライエントにオープンに聞けないというなら、他のやり方で聞けばいいのでは。お母さんだったり友達だったりとか。

## 考えや感情に言葉を接いでいく

**下山**　そのことに関係して、確かどこかでクライエントが「お母さんに気持ちが通じない」という発言をしていたよね。

**子Th**　今通っている学校がいやだ、自分には合わないということが、自分の思っているふうにはお母さんに伝わらない、お母さんと共有できないと言っていますね。

**下山**　彼女は、自分がどういういやな感情をもっているのかをうまく認識して伝えられるような状態にはなっていないのかな。

**山上**　彼女は一八歳だし、言葉を接いであげることが要るのじゃないかな。「こういうことなの？」というように言葉を接いで少し足してあげる。

「どんな気持ちなの？」「どんなところが良くなったの？」「生活は少し変わった？」とかいうように、もうちょっと聞いたらいいのではということよね。それはたぶん言っていると思うんだけど、資料にするとこうなるのかもしれないね。

病気をもっている人の気持ちを聞いていこうということよね。症状としての認知面は聞いているんだけど、病気をもっているその人の気持ちや思いをもっと聞いたらいいということね。たぶん、聞いているんだと思うけどね。

**下山**　大きな枠組みとして、このケースにうつの介入手続きをとるか、あるいはＯＣＤの介入手続きをとるかということがある。それが気になって症状や状態を聞いてしまうということはない？

**山上**　そういうことはありうるね。固定した手続きやプログラムを想定していると、こういうやり方があるから、ではこれに入れましょうということになって、症状があることの苦痛をよく聞かないまま進めてしまうことがあるかもしれない。

**子Th**　個人的には一定の手続きを意識せずにやろうと思っているのですが……。

**山上**　これは一般論よ。さっきの質問の話ね。症状だけではなくて、症状をもっているそのことの、この子の気持ちや考えを聞いているのかということ。たぶん、聞いていると思うんだけど。

**発言者**　気持ちというか、認知。

**山上**　認知。捉えかた、それも気持ちとか、いやとか、辛いとか。

## 悩みと症状を区別して捉える

**下山**　症状としてはひどく重くはないし、わかりやすいケースであるとは思うんですけどね。

**山上**　病気としてみると、こういう病気があるの。こういう症状のまとまりのね。その症状が出ているとは言える。いろいろなことがきっかけになって、一定の症状をもって病気が出現したという格好で発症したのかしら。それはともかく、彼（発言者）が言ったことは、人の話を聞くときに必要なこと。このケースの症状は、普通の悩みと少し違って、悩みの連続だけでは理解できないところがあるの。だけど、病気をもっているのはその人だから、その人の悩みとしても聞かなければいけない。それでも、病気として出てくるところは、悩みの続きの意味のみで聞くと、クライエントにとっても説明できないところがある、ということは知っておくこと。症状とはそういうところをもっているのです。

医師は病気として治療することが多い。あなたがたは、生きているその人の心理を援助する。そのときに、病気の一定の症状も扱っている。そこは少し整理が必要なところがある。私たち医師は病気をみているから、こういうものは日常茶飯事に来ているものなのね。あなたたち心理職の人は、生き方とかそういうことをみているから、病気のとり方に注意がいると思うの。症状として囲む必要がある。症状は、AさんもBさんもCさんも基は共通して同じ。症状は症状として捉えることが必要。だけど、症状は同じでも、その人その人の抱く悩み方は全部違うじゃない。悩みと症状を区別して考えるような習慣をつけるとよいでしょうね。症状を悩みの連続でとるととりにくいところがある。

**下山** 悩みが高じて、というだけの話ではないということですね。

**山上** 症状が出るときはきっかけがある。きっかけがあって病気になる。そこはきちんとみなければいけない。しかし症状と悩みは別であるという認識ももっているほうが、間違いなく症状も悩みもとりやすい。ここで混乱して、悩みと同じように症状をとろうとすると、症状をとれないところがあります。

**下山**　症状を診て、それから症状をもっているその人をみる。その兼ね合いですね。多くの場合、症状が悩みを作り上げる。

**山上**　悩みもその人ふうの悩みになっていく。そこを捉えることがその人をみることになっているのね。二本立てのとり方が病気をみるときに必要です。その人だけをみると症状としてとりにくい。だけどその人をみないと症状もとれない。症状は症状としてとる。これが病気と悩みをとるときの違い、注意するところです。

　たとえば、強迫症状であるならば、強迫症状を発症するに至ったその人の悩みももちろん捉えなければならないけど、強迫症状もそれを取り出して、よく捉えなければ治療ができません。二つとも必要です。とくに強迫症状は、症状を取り出さないことにはにっちもさっちもいきません。その人もみれない。不安障害が治しにくい多くの場合は、症状として取り出さないで、その人として捉えてしまうから。症状をその人の異物として取り出すとみやすいの。彼（発言者）の言っていることはそういうことね？

**発言者**　僕もよくわかっていなかったですけど、今のお話でわかってきました。症状自体とこの子がもっている悩みを分ける必要がある。今回のケースについては、症状がＯＣＤで出るパターンとうつで出るパターンがあるけれども、それが出てくる根元にある認知について扱ったほうがいい。

**山上**　医師は患者をみるとき、できるだけ症状をピックアップして、それをその人と区分けして、その人が症状に対処できるような筋を立てて治療することが多いと思う。心理職は、症状を異物化する作業よりもむしろ同化の作業をしていることが多い気がする。それは正しいことかもしれないけど、治療を進めるという点からみると難しくなると思う。異物化して取り出すということが、治療には役に立つし必要なことが多いです。

## 臨床はどこまでもデータ主義で

**下山**　彼の発言に刺激されて思うことは、異物化して症状としてみていくと、強迫の症状とうつの症状が出てきて、また両者がどう関わっているかという問題が出てくる。一方でクライエントの悩みがあって、悩みの仕方をみていくと、お母さんとの関係とか、進路決定とか、自分がどう勉強するかといったことをうまく処理できていないし、悩んでいて、またそれを言葉にできていない。先ほど質問した彼はそこで認知という言葉を出してきましたよね。特に認知療法系の認知だと思いますが。

**山上**　認識の仕方のことでしょう？　どう捉えているか。

**下山**　私としては、彼が言いたいのは、悩みと症状があって、それをつなぐものとして認知というものを置きたいということかなと思ったんですよ。認知の偏りがあるから悩みが出る、認知の偏りがあるから症状も出てしまう、というような見方をしたいということじゃないの？

**山上**　認知の偏りというのは、症状として認知が偏っているということ？　それとも認知の偏りがあるからこうなるという病因論としての偏り？

**発言者**　前者です。

**山上**　そしたら症状としてとるということね。

**発言者**　そうです。親だとかいろいろなものがあって、考え方（認知）を形成している。その結果、症状としてうつになったり、ＯＣＤになったりする。

**山上**　そこまでは言えるの？　データは？　臨床っていうのはどこまでもデータ主義でいかなければいけないのよ。こちらの思い込みが多すぎて、クライエントとまったく違うところにいることもある。だから、そういう思考形成がされたという病歴とか生活歴がいるよね。

**発言者**　僕が言いたいのはそうではなくて、さっき言った認知については、たとえばお母さんがわかってくれないと言っていたとすると、それはどういうことなのかと深めていくことが必要と思うんです。それを深めていくための考え方について認知という言葉を使っています。

**下山**　それが症状形成にもかかわっているのではないかという仮説だけど、証拠がないから、もっときちんとそれを聞いてほしいということね。

**発言者**　そうです。

**下山**　もっと言葉を接いで聞いていかないとクライエントはしゃべれないから、そこをしっかり捉えていきたいということかな。

## 問題が上がってきたときに治療の対象にする

**山上**　ただね、このケースにそういうことをすると、こんがらがらないかしら。だから、きっかけがあるときに始めたらいいよ。お母さんがどうだから、こういうふうに育てられたから自分はこうだとか言い出したときに始めるほうがいい。治療が収束する方向に進んでいるときに、突然始めるとクライエントは混乱するかもしれない。

**下山**　クライエントが言い出したらやる。

**山上**　そうです。問題が上がってきたときに必然性をもった段階で治療の対象とする。そのときに必然性がまだないものを治療の対象にしたら、すべてを治療しなければいけなくなってしまうからね。だから治療の対象を広げるというよりも、制限していくことも臨床では必要なことが少なくないと思う。今、自分がわかる分だけをまず治療の対象にする。わからないところはクエスチョン・マークにしておいて、わかるようになってきたら、次にそこを治療の対象にする。作業としてね。

## 「わからない」ことを大切に

**子Th**　最後に、具体的にはどうしたらよかったのか、何かアドバイスをいただけないでしょうか。

**山上**　よくやれています。少し気になったのは、見立てに「受験の失敗を契機にＯＣＤが顕著に出始め、そこから好きではない学校に通い続けることでうつとＯＣＤを繰り返している」とあるでしょう。前半は時間経過として言えると思いますが、後半の、学校がうつとＯＣＤの繰り返しに強く影響しているということは、本当にそうなのかはよくわかりません。

　こういうときには自分が納得したことと、よくわからなかったことは、区別して書いておけばいいね。わからないということがわかるために。ここがわかった、ここがわからなかったと、一つひとつわかっていくことも大事だと思う。そこをあいまいなままにすると、言葉だけが広がって、ほんとうに自分が何を言っているかわからなくなることもある。

　ただ、わからなくても治療をしていかなければならないことがたくさんあるからね。ここはよくわかったがここはわからなかったということを、そのつど頭のなかに残しておくことも必要。そんなことを土台にして、考え方が精密になったり、拡がったりしていくのよね。自分のケースは自分が考える大切な素材でもある。簡単に納得しないで、わからないところにこだわって、ひとまず置いておくことも、大切なことです。

　わからないなかで、ああかこうかといろいろ考えて、試行錯誤をしながら治療をしているのよね。

## 第三章

# 思考障害を把握し、医療と協働して現実的な対応をする

——統合失調症が疑われるケース——

## ケースの紹介

【クライエント】二一歳　女性
【主訴】頭に浮かぶ考えをコントロールできない。携帯電話の操作をする際に指が動かなくなるのではないかが気になり、指の動きを頻回確認する。
【生活史】中学三年時に指の確認が頻回となり精神科クリニックで強迫性障害と診断を受け、投薬治療を開始。この他に洗浄強迫もみられた。高校のときには「自分がダメな人間だ」との考えが繰り返し出現し、頭のなかで広がってコントロールできなくなる。一浪して大学入学後には、対人恐怖や視線恐怖が強くなり、休みがちとなり、大学の学生相談所からの紹介で来談した。
【臨床過程】カンファレンスまでに一三回の母子並行面接を経過した段階でケース発表。面接場面でも考えがまとまらず、話題が拡散し、語りの内容は理解することが困難な事柄も多かった。薬物治療で被害的な考えが浮かぶ症状が和らぐと、強迫症状が再熱し、曝露反応妨害法の実施を求めた。曝露反応妨害法で強迫症状が一時軽減したが、その後に再び強迫症状が増加し、強迫症状をしてしまった自分を責める傾向が強まった。

## 強迫思考と思考障害の違いⅠ——思考のつながりをみる

**山上**　母親は医師からどういう説明を受けているの？

**子Th**　病名は、統合失調症の診断には至らないという説明でした。

**山上**　思考の障害はあるようだけど、実際にみなければわからないね。どんな病名がついているの？

**子Th**　強迫性障害の範疇だと医師は言っていました。

**山上**　強迫観念というのはもっとまとまっていることが多いように思う。この人のは、同じことを繰り返し考えるけれども、強迫というより反復のようだけどね。強迫観念は、たとえば、汚いと思う必要はないとわかっているのだけれども、その考えや意志に反して汚いという考えが強迫的に出てくるもの。このクライエントの、そういう強迫的なあり方の観念はどこかしら？　思考がどう生じているのか、感情がどのようにあるのか。そういう見方をするとどのようになっているのかしら？　このクライエントの思考はしっかりとつながっていると思う？

**子Th**　かなりこんがらがっている。

**山上**　そうよね。強迫観念は、一つの思考にむしろ固まりすぎている。それから、この子の言っていることを常識的に理解できる？　筋がしっかりわかりますか？

**子Th**　普通に話しているだけでは、本人が二分も話しているともう何の話かわからなくなってしまいます。

山上　それは何でしょうか？　思考が安定して持続していないわよね。思路の障害がありそうに思うけれど。意味とか、思考そのものが、言っていることがわからないところがあるのでしょうか？

## クライエントの話をどう理解するか──思考障害の捉え方

山上　話を聞いて、何を目的にしてどういう筋道の話をしたかを、あとで字面通りに説明しようとするとむずかしいんじゃないかな。思考がまとまっていると、それを自分の思考に乗っけて、こういう話だったと言えるけれど。この子の話はそうできますか？

子Th　まとめればまとめられるんですけど、それをしないと……。

山上　まとめられるの？

子Th　まとめるというか、彼女の話したい状況の再現まではできるんです。

山上　再現ね。そのときに、このことについてこう言ったというところでまとまりますか？

子Th　それはまとめにくいです。

山上　何の話をされているのか、その筋がよくわからないな、というまとめにくいような印象があったのではないかと、この報告を聞いていると思うけど。

子Th　インテークのときは、ご本人がほとんど話していて、考えが浮かんでくるけどそれを覚えていられないことが辛いという訴えだったのですが、言っていることがこちらにも素直に入ってきました。

山上　理解はできたのね。でも、その考えをもう一度は言いにくいの？

子Th　言いにくいですね。クライエント自身が自分の考えを、一番話したいお母さんに伝えることができないということもあります。

山上　それはどうして？　考えを途中で忘れるからなの？

子Th　本人は、インテークでは、忘れてしまうからだと言っていました。

山上　忘れてしまうのね。どの考えも？

子Th　そこは確かには聞けていないです。

山上　面接は、聞くこちらが理解できるように聞くといい。ここで理解できると言ったのは、クライエントが言うことを、そうだなとか、かわいそうだなとかいう理解ではなくて、そういう理解ももちろん必要だけれど、その前にまず素直な言葉の意味がわかるということね。どういうことを言っているのかを、聞くこちらがわからないといけないよね。たとえば、お母さんとの関係のこの部分については、こう話していた、というような理解ができるような話の仕方をしているのかどうか。

子Th　そういうふうにはできていないです。

山上　できていないのね。素直な字面のところで、何を言っているのかがわかりにくいのね。あなたがこの報告を書くときにわかるように訂正しているのだと思うけれど、録音した話をそのまま聞いたら、この人は何を話しているのか意味がわかりづらいような話し方をしていたのではないかと思うけど、どうでしょう？

子Th　そうなんです。今回は私がだいぶ要約しました。

山上　逐語的に記録していたときは意味がわかったの？

子Th　私があとからこういうことかなとまとめるまでは、意味はつかめない状態です。

山上　思考がまとまっているかどうかね。治療者はクライエントをなんとか理解しようとするのだけれど、思考の意味の筋が通っているのかどうか。これは思考障害をみるときの見方。逐語的に意味がつながっているのかどうなのかをみるのが必要です。

この報告をみると、話の筋が追いにくい、意味がわかりにくいところがあるのではないかと思う。これは思考障害があるのではないだろうかと、ひとまず考えておいたほうがいいと思います。もちろん仮にそのような思考障害があっても、この人はだいたいこういうことを言いたいのだと、わかってあげなければいけません。しかし状態像として思考障害があるときには、言葉で伝わりにくいところがあるので問題として取り出しているほうがよい。クライエントの能力をよく読み取りすぎると、かえって、わからないところも読み取ったつもりになってしまうことがあるので、やはりまず状態をそのままよくみることが必要です。この人の状態や症状をそのまま記述してみて、言っていることに混乱がないのかどうかをみることがまず必要です。

クライエントのありのままをとらないといけないからね。思考障害だとみると、こんなにきれいにとれるものかどうか。治療者がそのようだと理解しているところも、少しあるのではないかしら。

子Th　それは確かにあるかなと思います。話しているときに、たとえば、高校の同級生が中学校も一緒だったという話でも、高校の同級生なんだか中学校の同級生なんだか誰が誰だかわからない感じで、それをまとめるとこの報告に書いたようなことになる。そこは、私がこういうことなんだよねと聞いて引き出していた。

**山上** それは必要なことですね。混乱しているのかもしれないけど、それをなんとか、こういうことを言っているのかもしれないと捉えていくことをします。情報から、推測する。こんがらがっているところから、こんなことを言いたいのかな、こうしたいのかな……とそこに筋をみていく。

ただあんまり理屈づけると、話が通じているようにみえて、クライエントに要求しすぎて背伸びをさせたり混乱させたりしてしまう。少しとりすぎているところが、もしかしたらあるかもしれない。とくに思考障害があるかもしれない人との会話では、言葉をたくさん使わないことね。

## 強迫思考と思考障害の違いⅡ——治療者が理解できるように質問をする

**山上** 強迫観念というのは、指が動かないわけではないのに、指は動くとしっかりわかっているのに、指が動かないという考えが意思に反して浮かんできてしまう。そんな観念のあり方が強迫観念です。この子は、実際は指は動くのに指が動かないと思っている。これは強迫観念ではなくて、間違った考え方ですね。

強迫観念は「指が動かなくなることはない（としっかりわかっている）」のに、「指が動かなくなるのではないかという考えが自分の意志に反して浮かんできて苦しい」という強迫がある。「指が動かなくなる」というところにとどまっている。この子の場合は、強迫観念というよりも一つの思考への反対の考えが出てきていないようにみえます。

子Th　指が動かないわけじゃないんだ、という考えがないということですね。

山上　そうじゃない？

子Th　そうですね。とにかく口がよく回る子なので、「指が動かなくなるわけないとわかっているんですけど」とは言うんですけど。

山上　あ、それは言うの？

子Th　はい。それは言うんですけど、こちらの印象では、理路整然というより上滑りな感じがあります。

山上　もし、「わかっているんですけど」と言うなら、それは妄想ではなく強迫観念よ。そこのところの思考のあり方がどうなっているのか、よくみておくといいね。今のあなたの話を聞いて強迫観念かもしれないと思ったけど、この全体の推移をみるとそう思えないところもあるようですね。

子Th　この子は、指が動かなくなるという以外のことでも、「こうじゃないかと思う」と主張しても、「いや、そうじゃないかも」とすぐにつけ加えて、あらかじめ反論に対して準備をしてしまうところがある。たとえば、「あれはひどいと思った。でも私も悪かったかもしれないけど」というように。そういう準備をすることも多くて、私の考えすぎかもしれないですけど、指が動かなくなるわけないじゃないと私に先に言われてしまったら困るから、「指が動かなくなるわけはないとわかっているんですけど」と言っているのかもしれません。

**山上** そう言うのなら、それは強迫観念よ。さっきの私のストーリーはキャンセルしないと。この子の思考はまとまっているの？

**子Th** たとえば、「能力が下がっている」と主張することについては、そう思っているみたいですね。

**山上** 能力というのはどんな？

**子Th** 彼女が言うには、前は友人のカバンのなかに入っているものが何か推測できたということでした。そのときは能力が高かったけど、今はできないから下がっている。

**親Th** （お母さんによると、本人は）「下がっている」と確信はしていないらしいです。

**山上** 友人のカバンのなかのものがわかったというのはどういうこと？

**子Th** ただ勘でわかったということが能力が高いということだそうです。でも実際に合っていたかどうかはわからない。

**下山** 正しいかどうかわからないけど、私はわかるんだということでしょう。

**山上** 推測が正しいかどうかはわからないということなの？

**子Th** はい。推測ができた（推測をした）ということ自体が頭がいいということらしいです。

**山上** やっぱり、ちょっと言っていることがわからないところはあるようだけれど、そういうことは思考障害のような症状に関連する可能性があるから、注意して聞くといいわね。理解できないなあと思ったら、それはどういうことかさらに聞いてみたらいい。

今の話は少しわかりにくい話よね。私だったらそこのところを、「昔だったらカバンのなかを見なくても推測できたの？」とか聞くかもしれない。「それはいつのこと？」、「その能力が近頃はないというなら、近頃はどんなふうなの？」と聞く。私は自分が理解するために、また治療の方向を考えるために聞く。詰問じゃなくてね。そうしないと何を言ってくれているのかわからないし、それが治療の必要がある大きな症状につながることかもしれないからね。

それから、こうやって聞くことによって、こちらが症状をまとめていることにもなるの。話されていることを聞いているだけではなくて、それはこういう症状かなと考えたり理解したりしながら、話を聞いていくの。

## 確定診断について

**下山**　これは思考障害があることは確かだと思います。しかし、主治医は統合失調症ではないと言っていますが、確定診断はできないようです。

**山上**　診断はみんな確定ではないですね。クエスチョン・マークをもちながらやっていくというのが医者の通常なんですね。たとえば統合失調症の可能性が少しあると思いながらも経過をみて、統合失調症の症状が軽快するような薬を少し用いることもしながら、生活適応を支持し診断を考えていく。

特に発症しやすいこの年齢というのは、思考そのものがあいまいという特徴がありますから、確定診断はなかなかできにくいことが多いです。この子の場合は思考障害が少しあるようにもみえますけど。診断はしばらくはクエスチョン・マークということでしょう。ただ、問題には対処はしなければいけないですからね。幻覚みたいなものがあって混乱をしているようですね。混乱を抑えるために薬も使いながら経過をみていくこともあるだろうと思います。

それはともかく、思考障害があるのかどうなのかという視点でもう一度症状を見直すといいと思います。現在の状態像を丁寧に把握することですね。

**下山** そうですね。このケースの場合、思考障害があることを考慮に入れて、今後どう動いていくか……お母さんの独特のサポートもあり、主治医を変えていくということもある。

## 保護者との関わり――薬物治療の不安への対応

**下山** 本人とつながっている、子ども担当治療者の所属する心理相談機関の役割は重要だと思いますが、そのなかでどう対応していけばいいでしょうか。

**山上** 私は医師ですから、まず親に説明しますね。そして時間限定、目的限定にして薬を使うかもしれないと頼むでしょうね。親にも情報のフィードバックをする。親は心配なんですからね。統合失調症とか確定した病名をつけるのはずっとあとでいい。何人もの医者が統合失調症だと診断したのに、あとでそうでなかったとなるケースもありますし、診断名がよくわからないまま、状態をみながら治療をしていくことだってありますから。今は思考がまとまりづらいという状態にあると説明して、薬を使わせてほしいと頼んで、薬を使って状態を診ていくだろうと思います。親にずっと説明しながら経過を追う。

親はあれも不安、これも不安なんですよ。親はかなり症状をみているんです。統合失調症という病名を避けるようにしている。親が不安がっているのをサポートする、そのために症状をきちんと取り上げてみてあげることです。今この症状が出ていますので、それを落ち着かせるためにこの薬を使わせてくださいといって、病名がなくても、薬を使うかもしれない。治療の入り口の二、三年は病名が確定しないことなんてよくあるのです。

ティーンエイジャーの診断はわかりにくいところがある。あのとき統合失調症と診断したけど、二四、五歳になって違うということもあります。だけど今、報告によるとこれだけの思考障害が出ているとすると、私は、今はその症状に対して薬を使うだろうと思う。

**下山** お母さんの話を聞きながら、そこはやはりお薬で対応しましょうというようにしていったほうがよいでしょうね。

**山上** ただ、心理職がそれを言えるかどうか……。薬のことの責任は、心理職はとれないですから。医師は薬のことをどう言っていますかとお母さんに聞いて、お母さんが処方した医師に聞くようにすることも必要かもしれませんね。

**親Th** 毎回お母さんが薬や診断のことについて私に聞いてくるんですよ。「先生はどう思われますか、薬はこれでいいですか、多くないですか？」って。お母さんの知人に統合失調症の方がいて、薬漬けになっているという印象をもっているようです。

**山上** 心配でしょうがないのね。それは主治医が、見通しや、なぜこの薬を使うのかということを、家族によく説明をしなければいけません。薬を使うからといって診断が確定しているわけではない、という説明をする場合もあります。診断を恐れている家族がよくあります。薬を飲ませる場合、それを親に納得してもらわなければなりません。だから親が納得できるような説明をします。

**親Th** 主治医は説明を丁寧にしてくださっていて、私がお電話で話すときはとても丁寧に話してくださいます。お薬についても、診断まではいかないけれども、今はこのお薬を使ってだんだん減らしていきましょうという説明を受けたと、お母さんから聞いています。

それでもお母さんは不安でいろいろ医者を回ってしまう。ネット上にあった記事を私に持ってきて、それは思春期の統合失調症に早期介入するのはよくないという記事なんですけれど、そういうものに惑わされて「本当に大丈夫なんでしょうか？」と私に言ったりするんです。

**山上** 不安なのですね。でも、それは薬を出す医者の役割ですね。服薬の不安を鎮めて薬を出すということも、必要な処方行為の一部です。大事なことです。

**下山** このお医者さんも匙を投げかけているわけでしょう。漢方のほうへ行くかもしれませんよと言っていますし、このお母さんに辟易しているところがあるんじゃないかな。

**山上** でもねえ、子どもが病気になったら、親は不安になりますよ。子どもに服薬させるのも不安でしょう。しかし医師はその不安にも対処するように頑張ることも処方の仕事の一部です。

## 思考障害をもつクライエントへの対応――外界とのつながりをサポートする

下山　今後子ども担当治療者はどのように対応すべきでしょう？　丁寧に、へばらないように聞いていくということですかね。

山上　丁寧に聞いているし、この子は少なくともあなた（子Th）のところでその部分はわかってもらっているようですね。それがサポートなの。異常体験というのは、周りはもちろん、自分でもわけがわからない体験なのです。それをサポートしないといけない。これは医者も心理職もそうですね。こんがらがっていたら、こんがらがっているんだなというところを納得してサポートする。

下山　子ども担当治療者は、この思考障害があって先が読めないケースを、よく落ち着いてやっているなと思います。

山上　そうですね。

子Th　毎回冷や汗です。

山上　できているところはできているから、それをしっかりとる。

子Th　「指が動かなくなったらどうしよう」とわーっと訴える回と、「大丈夫です」となる回があるので、次にまた「今日は五〇分指のケアをやりたい」と来たらどうしようと思うこともあります

山上　それはそのときそのときに対応して、「五〇分できたらいい」という対応じゃないの。

子Th　毎回主訴が変わるので困っているんですけれど、私がやっていることも毎回変わっているなと思って。

山上　それはしようがないね（笑）。クライエントに沿っているよね、それは非常にいいところだと思うよ。

子Th　でも介入できていないというのが……。

山上　この子はこんがらがっているよね。その混乱に沿って、指のことを話題にしたり、携帯電話の話をしたり、具体的なところに戻して会話を成り立たせているから、いい対応だと思う。

下山　子ども担当治療者は、典型的な強迫性障害の介入イメージにこだわってしまっているという面があるかと思います。思考障害としてみるならば、思考障害をもちながらも生活できるように一緒にいてあげること自体がサポートになるという視点をもつことが大切となる。

山上　難しいケースを逃げないでよく対応できていると思いますよ。

# 第四章

## 症状を見極め、状況改善に向けて行動処方をする

### ——強迫性緩慢を呈したケース——

## ケースの紹介

【クライエント】一七歳　女性

【主訴】何か行動をしようと思うと，体の一部を動かしたり，動きが緩慢になったりする。しかも、決まった回数の行動をしないといけないため，時間がかかり日常生活ができなくなっている。生活への支障を改善したい。

【生活史】小学校低学年より部屋の片づけにこだわりが強かったが、生活への支障が出るほどではなかった。高学年になると登校前の確認作業に時間がかかり、遅刻が目立つようになった。

【病歴】中学二年時に食事のときに食器を叩いたり、箸の上げ下げを繰り返したり、食事を中断したりといった強迫行為が出現し、生活に支障が出てきた。入浴に一〇時間、トイレに六時間ほどかかるようになった。近医で強迫性障害の診断を受け、投薬治療を受けたが、改善しなかった。近医からの紹介を受けて精神科病院を受診し、入院となった。三カ月の入院治療で症状は軽減したが、日常行動に支障が残っていたため、認知行動療法によるさらなる改善を求めて高校三年の春に来談した。

【臨床過程】カンファレンスまでに一四回の母子並行面接を経過した段階でケース発表。明確な強迫観念や不安が先行していないため、曝露反応妨害法の実施が難しかった。そこでプロンプトやシェイピングを活用して行動を形成し、生活の改善を行った。以前に比較して日常行動ができるようになり、高校を卒業し、資格試験に合格できたが、一人で生活できるまでには改善していなかった。

## 強迫性緩慢への支援Ⅰ——症状理解と支援の方向性

**下山**　問題の背景には、バイオ・フィジカルな要因に加えて、母親の行き過ぎた保護的コントロールがあったケースです。ただ、母親の過保護の問題に気づいたのは、介入がかなり進んでからでした。曝露反応妨害法（以下ＥＲＰ）ではなく、日常生活の行動形成のためにシェイピングやプロンプティングなどを実施したが、それが功を奏したかもわからないケースでした。われわれもこれをどう理解したらいいのかという思いがあって、今回、強迫をたくさんみていらっしゃる山上先生にお考えをお聞きしたいと思って出したケースです。

**山上**　軽いけれど強迫性緩慢（obsessive slowness）があるのでしょうね。この強迫性緩慢は、恐怖があって、恐怖を少なくするように行為が行われていて、それが強迫的になるというよくみる強迫性障害（以下ＯＣＤ）ではありません。行為そのものが強迫的になっているＯＣＤの一つの状態でしょう。

たとえば他の強迫症状がある手洗い強迫のように、強迫行為をしないで恐怖に対面させることで強迫行為を軽減させるというＥＲＰのセオリーが合わないです。恐怖が中心になって手を洗っているのではなくて、手を洗うことそのものがゆっくりになっている。それで生活全体ができにくくなっているわけだから、恐怖を中心に置いたセオリーではないです。たとえば手の洗い方を、こちらのほうが少し楽よと指導してみたりする方法が必要ですね。

まあ、この子は緩慢にしても軽いです。だから生活技術指導という面を表に出した治療になっていくと思います。たしかにこの面接は生活指導にはなっているのですけれど、もう少し細やかというか、症状に目をつけた指導があるといいですね。緩慢が出ているところを、「少しこうしたほうがいい」、「こうしよう」というような直接的な指導が必要だと思います。全体的な指導というよりも、生活を構成している緩慢の行為の直接の指導が必要です。全体としてはこういう筋になると思いますけど、通常の強迫とちょっと違うという見方が要ります。

**下山** われわれには当初は通常の強迫という頭があって、それでERPをやろうというのがあったので、そこから頭をシフトするのにちょっと時間がかかってしまった。そのため、最後までそこをうまく切り替えられなかった。

**山上** 普通のERPが合わないケースですね。この種のケースでは直接的に、強迫的でない動き方、行動を学習する方向の治療が必要ですね。このケースは緩慢にしても軽いですね。生活もまあまあできているし、試験にも受かっている。私たちがみてきたひどい緩慢のケースでは、動かない。一時間かかってやっと一歩進むくらいの緩慢もあります。

**下山** 昔だったら統合失調症の緊張型の疑いということになりますね。

**山上**　そうね。でも統合失調症ではないし、今は治療して動けている。かなりのところまで生活できるようになります。

このケースは軽症の強迫性緩慢で、生活の指導が中心になりますね。この面接も実際に、だんだんそういう方向になっていますね。

**子Th**　はい、意識してお母さんに頼んだりしています。

**山上**　そういうようになっていますね。でも、いろいろなファクターを多く与えすぎているところが少しあるよね。それを少なくする。それから生活を少し縮めるというのかな、あまり派手でない生活にする。直接指導が必要になりますね。この治療もそういう方向になってきていますから。

**下山**　症状をしっかりみること。その症状が何であるかによって対応がずいぶん違ってくるわけですね。

## 強迫症状とチック症状を見分ける

**発言者**　彼女が右側に寄ったり、首を動かしたりするのは、運動性のチックの可能性が高いようにみえるのですが、どうでしょうか。

**山上**　みなければわからないですけど、それは強迫と関係があるの？　チックと強迫は親類同士ですからね。チックもＥＲＰが効かないようなＯＣＤと関連がありますね。

**子Th**　近いんですけど、本人のなかには、自分が次に何を行動していいかわからない状況になると、右側に動くための力があるので、そっちに向かって体を寄せるということがあるようです。それで力がある方向に向かってバランスを取るために動く、その動きをゆっくりするということみたいなんです。だからチックではないかな、と思っています。

山上　チックではない感じがする？

子Th　はい。いわゆる筋肉運動のようではなくて、意識のようなものがある。

山上　それは意志行為のようなのですか？　もう少し説明して。

子Th　ご本人が言うには、次にどんな行動をしたらいいかわからない状況で、何か力がある感じがして体を寄せるという動きをする。

下山　この子は何か力を感じるんだよね。

子Th　右側に動かしたほうがいいというか、そういうふうにしないと落ち着かなくて動いてしまうと言うんです。

山上　強迫症状じゃないの、それは。

子Th　それは強迫症状ですよね。

山上　強迫症状かもしれませんね。でも、緩慢の人の病歴をみると、小さいときにチックがあったり、神経学的な問題がある人が少なくないです。

子Th　それもかなり疑われていたみたいでした。でも一応、今みたいな会話をしていくうちに、トゥレットではなくて強迫というようにわかっていった。

山上　そうですか。

## 親に協力者になってもらう

子Th　私も質問したいことがあります。介入方針として、お母さんに行動の形成のようなことをお願いしてやってみようということになりました。たとえばお風呂でどうするかということを、キーパーソンということでお母さんに行動指示をお願いをしていたのですけれど、やっぱり他の生活になかなか般化しなくて崩れてしまったという結果になりました。

山上　診察室でみるのはほんのちょっとの間ですからね。家ではたくさん症状が出る。治療室のなかだけで治療するよりも、症状をそのつど治療できたらいいということで、親に助けてもらっているわけですよね。ただ、親はそんなに冷静にできないことが多いです。親が実際にはどうしているのか、よく聞いたほうがいいですね。感情的になってしまっていることもあるから、かえって状況がこんがらがることもあります。

子Th　感情的じゃないんですけど、逆に淡々とやりすぎるんです。

山上　ああ、そう。

下山　母親は、心配や不安の感情が子どもの気持ちや行動を先取りする対応に容易に転化してしまいます。そしてそれが逆に、客観的な、どちらかというと冷淡な指示的行動になっていると思います。

**山上**　お父さんは穏やかな方のでしょう。

**子Th**　お父さんは穏やかです。

**山上**　お母さんは少し強迫的なの？

**子Th**　ああ、そうだと思います。

**山上**　親は何とかしないといけないと思っているし、なんとかしたいのです。お母さんに何かしてもらうというのは、一つの方法ではあります。でもやりすぎないように注意も必要ですね。親にこうしてみてくださいと頼んだら、次回には必ず実際どうしているのかを聞くこと。お母さんをキーパーソンとして治療チームに入れると、お母さんもクライエントと同じくらいに注意の対象にして、その行為をチェックすることも必要です。

**発言者**　お母さんにやってもらうことは、お母さんとお母さんの面接者の間で決めたことなんですか？本人がいないところで決まったのでしょうか？

**子Th**　最初にターゲットになる行動を決めるために、クライエントに行動記録をお願いしようとしたんですけど、全部お母さんがやってしまうんです。「本人に聞いたけどしゃべらなくて」とニコニコしている。かといって、最初の頃は本人がそういうことを言える感じでもなかったので、家に帰ってきてからの一連の動作にしぼって決めたということです。それで、本人がいないところで母親が動くというスタートになってしまったという流れです。

**発言者**　そこが気になりました。枠組み的に、本人がいないところで決められてしまったことに違和感があるし、うまくいかないだろうという気がしました。それに、このお母さんの今までのパターンに乗ってしまっている。それがつまずいたポイントだったのかなと思いました。

**親Th** 母親は、止めようと思ってもどんどんエスカレートしていくし、治療者を外してどんどん進んでしまうんですよ。これはまずいということで、お父さんを呼んで、お父さんが入ることでストップをかけてもらうことにしたんです。

## 家族への指示の出し方

**山上** だけどね、お母さんが一生懸命やっていることは、それは一応治療者の指示で始まったことでしょう。だからまずは指示を修正することでしょうね。修正をしないでそこにさらに父親を入れると混乱する可能性もあるでしょう。

お母さんが治療者の指示で動いているのなら、まず指示を再考し、ときには中止にするんですよ。

**子Th** 指示を中止するというのは？

**山上** こういうふうにしようとお母さんに指示しているでしょう。それを、ちょっとお休みにしましょうというようにする。一生懸命やっていただいているお母さんの自尊心を崩さないように。ちょっとお休みして経過観察をするような格好で。たとえば「しばらく休んで様子をみましょう」とか。お母さんも、しばらくそっとして経過をみようという気持ちになるような指示の仕方をする。お母さんは一生懸命やっているのだから、自尊心を傷つけないように、お母さんが力を抜いてよい状況を作ってあげる、ということが大事です。

**子Th** お母さんが一切手を出さないで、本人が自発的に行動するようにするというのは……。

**山上** それは難しいの。実際にどうしているかを聞いて、こういうふうにしているという具体的な情報をもらって、それをちょっと休んで様子をみるとか、お母さんもなるほどと思えるような理由で具体的に説明するといいです。「それはお母さんやりすぎですよ」と言うと、感情が付加されてしまう。クールにやっていくことです。

**下山** それからこのお母さんには、お母さん自身にも強迫的なところがある。止めるだけだとかなりストレスになっただろうから、何か別のことをやってもらうということをしたほうがよかったのかもしれない。しかし、それが治療チームの力ではできなかった。

**山上** お母さんは治療の一環に入ってくれているわけだから、治療の一環として説明するといいですよ。「お母さんが一生懸命やっているからここまで良くなってきました。それをいったん止めて見守ることも治療の過程です」と説明するとよいかもしれない。お母さんの努力と自尊心を尊重するようにすることが大切です。ある程度良くなってきていて、でもお母さんの手助けに甘えて進歩が少なくなっていることもあるから、実験的にお母さんしばらく知らん顔していてもらうように頼むとかしたらよいでしょう。自尊心を崩さないように。

お母さんが黙って見守るということも必要な治療行為であれば、治療者がお母さんにそう頼むことですね。積極的にすることだけが治療をやっていることになるわけではなくて、しないことも治療をしていることになる。そうしないと、お母さんには通じないですよ。だからあくまでも治療計画だというふうにしてやっていく。お母さんはどこまでも重要な協力者です。ただこの場合の協力というのは、気になっても手助けをしない、口出しをしないで、見守る、観察するという協力ですね。自尊心はすごく大切で壊してはいけません。ただ、お母さんも少し強迫的になっているかもしれませんね。

下山　知的レベルも高いのでどんどん進んでいくんですよね。

山上　迫力あるね。

下山　そうそう。それで逆に治療者はお母さんに指示を出すことをあきらめてしまうんですね。手を離してしまう。

山上　でも何であれ、治療者は治療者だから治療しないといけないのです。見通しができる段に立っておかなければならない。クライエントが知的に高くても、社会的に地位が高くても、治療者は治療者の位置にいなければいけないのですよ。

子Th　お母さんが手を出さないと、緩慢がひどくて本人が面接に来られないんです。気が乗らなくて一人でトイレに行くのも大変な子なので。

山上　そうなんですよ。この子は軽いけれども緩慢があって、周りが何かをしなければ動けないところがある。お母さんがいると、お母さんが仕方がなくし過ぎるという状況にはなっている。そこを少し戻すんです。この子の確認には、お母さんに、「この程度の手助けをしてください」と、治療として理論的に言えないといけません。放っておいたら、緩慢で動けないんだから。

## 強迫性緩慢への支援II——行動処方の仕方

**山上** （この面接には）強迫性緩慢の、緩慢そのものの治療という面があまりないんですか?

**下山** そうなんです。そこがわれわれの治療計画に入っていなかったんですよ。

**山上** 緩慢で、何かをし始めるときにゆっくりになっていますね。ゆっくりなっているときに、どういうようにして次の行為に移れているのか、ご両親にはそういうデータがとれているはずです。それは家のなかで生活しているから。お父さんやお母さんの対応で、ゆっくり行為に対して工夫しているところを取り出すこと。たとえば、起きるときには「はい、朝よ」と言ってあげるとよいとか、そういう情報をいくつももっているのではないですか?

**下山** そのような行動処方をしていかなければいけなかったということですね。

**山上** そう。どのようにすればこの子が動きやすいのか、そのために親はどのようにしてきたのか、どのようにすることが必要であるのかというようなことを、今までの親の養育のデータから整理したらいい。

**子Th** わかりました。

山上　気になったときの確認はこうしたらいいとか、そういう具体的な行動処方が役に立つと思います。

たとえば、片付けの強迫があるとき、物をしまうときのルールがあるので時間がかかると本人が訴えていますよね。その訴えを具体的に聞くんです。何の片付けをしていて、どういうときにどういう症状が出たか、そこでどこが困ったかを聞く。困ったところを、たとえば、「それは確認を一回だけにするというルールを作ったらいいの？」と聞く。うんと言ったら、「じゃあ一回だけにしようね」と言う。次に、「一回だけにしようねと言うだけであなたは守れる？」と聞く。守れないと言ったら、「じゃあ一回だけにすると書いてみたらどうかな」というようにアイディアを出しながら、できるようにしていく。細やかにみていかないといけないのです。

この子には情緒的な大きな問題がなさそうだから、こうやって一つひとつ対処していけばいいと思う。困っていることを取り出して、それを丁寧に聞いて、具体的にどうしているのかを治療者もわかるようにする。そして、どこが困るのか、どこを少なくすればいいと思うのか、本人の希望に沿って行動修正をしていくの。

このケースは症状が抽象で流れて、少し症状がつかまえにくくなっている。この子の感想だけでなくて、実際の行為として、強迫症状としてとることが要る。日常行為のなかに強迫症状がいっぱいあって、困っているのだから、それを取り出してあげてその治療をしていけばいいわね。片付けをするときにも強迫症状が出ているし、自発行為も強迫症状になっている。

Th子　ありがとうございます。具体的に何をすればよいかわかりました。

**山上** 症状を一つひとつ取り上げていきましょう。そして、それを一つひとつ治療したらいいよ。片付けに時間がかかって困ると聞いたのだから、そこを治療してあげましょう。

**子Th** はい。

**下山** 行動処方で、「こんなことをしてみようよ」ということをやってみるわけですね。

**山上** 処方があると動きやすいけれど、それだけではできないことが多いです。だから実際に指示をしてみて、できたかできないかをみて、その結果をみて……というように具体的に、飛ばさないで、といった丁寧な具体的な進め方が強迫症状の治療には必要です。概念では強迫の治療はできません。

## 行動を「とる」ということ

**下山** 先生と私でまとめた本[*1]の最初に書いてありますが、「行動をとる」ということですね。常に具体、具体、具体で。

**山上** 人のことってわからない、聞いても聞いてもわからないところがあるから、想像しながら「こういうことなの?」と尋ねてみる。私たちはわからないものをなんとか形にしてとろうとしているのよね。これが私たちの仕事の基本にあることなの。

**下山** OCDはその基本を試されるものでもあるわけですね。

**山上** まあ、OCDというのは行為で現れているから、つかみやすいほうですね。行為に出るから、そこのところはとろうと思えばとりやすい。しかし非常に面倒。推論ではうまくとれない。いろいろな過程は聞かないとわからない。

強迫症状の治療で難しいのは、具体的にとるというところ。うまくとれれば治療はそんなに難しくないけどね。治療がうまくいかないほとんどの場合、この「とる」ところがうまくいっていない。

**下山**　今回もそうでしたね。

**山上**　インテークする自分の考えと同じだと思って理解を進めていくと、そうじゃないのよね。聞いてみて、「ああ、そういうことを考えるのか、そんなことにこだわっているのか」とわかることがたくさんある。症状をよくとることが、強迫症状の治療でも基本です。この人はこういうときにこんなことを考えてこうしているんだと、治療者のほうが言葉で患者さんのこころの動きを表現できるくらいに症状をとること。「この人がわかる」というのは、こちらがそんなことを言語化できることなの。推論ではなくて、具体的な言葉で、こんなだと言えること。

症状をとっていても、それを抽象的に説明できても具体的には説明できていないことがたくさんあります。抽象でとるのは簡単ですけど、具体的にとるにはそこにあるものを拾わなければいけないから力がいる。こちらにエネルギーがいるのです。具体でとらなければ人のことはわからないです。臨床は、人は、千差万別ですからね。

**下山**　悩みを聞くだけのカウンセリングなら、抽象でも相手がわかってもらえたと思うけれど、精神科臨床であればそこがしっかりしていなければ、しっかりしたつながりもできない。

**山上**　精神科臨床は、こちらがわからないこと、体験できないこともたくさんあります。だからとにかく聞いて、それをそのままとる、わかるということが基本になるのです。こちらだけではわからないことがたくさんあるから、とにかく聞いて、あれこれ考えて、それをとることが大切。人をわかるというのは言葉で表現できるということね。私たちの仕事はわからないとできないからね。

**下山**　われわれにとって非常に大事な目標ですね。

**山上**　たとえば、訴えられることの多い不眠でも、何時ごろ布団に入るのかとか、その人の不眠がどんな不眠なのか聞かないとどう対応していいかわからないです。簡単そうにみえる不眠だってそうです。あるいは、「ご飯を食べられない」という状態が長く続いているとして、でも生きているということは食べているわけよね。だからどんなふうに食べられないのか、どのように食べているのか、聞かなければわかりません。聞いてみないと、みてみないとわからない、というのが問題の理解の原則ですね。

それから、説明のための抽象的な言語もそうね。それだけだったらどんな薬を出したらいいのか、一週間に一度の通院でいいのか、親を治療に入れるのがよいのか、わからない。治療の方針がわからないんですね。わからない人を対象に治療をするから、少なくとも自分がしなければいけない部分だけは知らせてもらわなければできない、というふうに思うことが大切です。人は千差万別でみんな違う。

昨日私が報告したケース[*2]でね、二時間おきに寝たり起きたりしていましたね。あんな寝方で生活しているなんて、聞かなきゃわからないじゃない。よく生活を知ると、それに対応する仕方が工夫できる。不眠と聞いただけでは対応の仕方がわからないよね。わからなければ何もできないのが私たちの仕事である、と考えて謙虚に状態を知るといいね。根掘り葉掘り聞くのではなく、どうなのかな、こうなのかなとこちらが根掘り葉掘り考えながら、ちょっとだけ質問していくのね。

## 症状を「理解する」ということ

**下山** 「聞く」というのは共感して「聴く」というのと、必要なことを的確に尋ねる、つまり「訊く」ということがあると言えるわけですね[*3]。

**山上** 共感は出てくるもの。わからないと共感は出てこない（笑）。聞くこちらがわかるように聞いていると、自然に共感も出てくる。何もケースをとって理解していないのに共感したなんて言えないよね。共感するというのは、わからなければできないことでしょう。どこが苦しいのか、どんな苦しみ方をしているのか知らないと、聞く側の気持ちは動きません。共感という言葉を、共感に限らないけれども、安易には使わないようにね。言葉だけが独り歩きすることがあるから、それは注意が必要ね。このケースのことではないですよ、一般論。

**下山** このケースは、強迫性緩慢という症状をきちんととって、どう緩慢なのか、どうお母さんが関わりすぎてしまっているのか、細かくみながら処方していくべきだったと思いますね。

山上　強迫性緩慢と言っても軽いけど……、緩慢というのかしら、これ。

子Th　面接室の前の廊下も一時間くらいかけて一〇メートルを移動するような感じでした。

山上　そう。一時間かかって一〇メートル歩くときに、どんな歩き方をしているの？

子Th　途中で止まるみたいです。

山上　止まるときは何をしているの？

子Th　うつむいているのを一度みたことがあるんですけど。

山上　それは強迫性緩慢なの？　それともそこで強迫観念が出てきて動けなくなっているの？　そこでその観念を確かめているの？

子Th　うーん。

山上　わからないね。わかっているのは、これくらいの廊下に小一時間かかって、ぽつぽつと止まりながら歩くというところね。止まるのはなぜか。一時間かかるからといって、それを緩慢と言うのはおかしいかもしれません。強迫性緩慢は、動作そのものがスローモーションのようです。この場合は、そうかしら？　それとも、確認があってそのために動きがストップしているのかもしれない。

下山　確かに、強迫観念で動けなくなっている状態と強迫性緩慢は違いますね。

山上　だから、いつもそういうふうにみるといいですよ。なぜ、どのようにして、この子はここを三〇分もかけて歩くのだろう。ときどき止まっている。止まっているときにこの子は何か考えているのか。そういうふうに状態をみて、理解していくといいね。その人の内側に立つような理解がいる。強迫性緩慢という言葉をもってきたら、そこから治療的には進まないと意味はないわね。こう、じーっとしているとき、それは強迫症状なんだろうか、強迫観念で確認があって動けないのだろうか……いろいろな可能性があるのだから、私たちはそのたくさんの可能性を考えながら観察し、時に質問して反応をみて、考えて、を繰り返しながら、その人の症状を把握し理解していく。これが症状のとりかたの基本ね。わからないのよ、人のことは。

＊1　『山上敏子の行動療法講義 with 東大・下山研究室』山上敏子・下山晴彦著、金剛出版、二〇一〇年。

＊2　ケース・カンファレンス前日に、山上先生のケースをうかがった。同ケースについては本書序章に掲載されている。

＊3　「聴く」と「訊く」については、『臨床心理学を学ぶ2　実践の基本』下山晴彦著、東京大学出版会（二〇一四年）に詳しい。

# 第五章　医療と協働して生活をサポートする

——統合失調症であったケース——

## ケースの紹介

【クライエント】一八歳　男性
【主訴】生活のなかで儀式的行為が多く、行動に時間がかかるので、それを改善したい。

【生活史】小学校低学年時にチックがあったが、高学年になるにしたがってなくなった。中学に入り、突然意識を失ったり、自分でもわからず大声を出してしまったりするといったことが、複数回あった。

【病歴】高校一年時に、どこかに持ち物を落としたのではないか、すれ違った人を傷つけたのではないかということが心配になり、何回も同じところを歩くなどの強迫症状がひどくなり、総合病院を受診し、強迫性障害との診断を受けた。外出時に鍵の確認強迫があり、外出できずに高校も休みがちであった。通院していた病院からの紹介で来談した。

【臨床過程】カンファレンスまで一七回の母子並行面接を経過した段階でケース発表。曝露反応妨害法への動機づけは高く、曝露反応妨害法実施によって強迫症状はほとんど消失した。高校は卒業できたが、大学受験に失敗し、浪人となってから抑うつ状態となり、朝起きられなくなり、予備校にも通えなくなった。統合失調症の可能性を考慮し、病院への定期的通院を勧めるとともに生活のリズムを整える生活指導を中心として対応している。

## 病的なプロセスを有するクライエントに対する精神科医と心理職の協働

**子Th** 面接をしていてもクライエントの反応がおぼろげなことがあります。たとえば大学を受け直したいという話をしていて、「じゃあ模試を受けたり過去の問題をみたりして準備しないとね」というように投げかけても、まあそうですねえとぼんやりした反応。

**山上** 話していることがピンとこないような感じですか？

**子Th** そうですね。

**親Th** 話していてフワフワしている感じがします。地に足が着かない感じというか。

**山上** あなたが言っていることは通じているという感じはあるということ？

**子Th** 最近は面接が終わってから後味の悪さというか、きょとんとした感じで次の面接を迎えるというところがあります。

**山上** だいたいのところはあなたの考えはまとまっているみたいですね。このクライエントは思考の障害がありそうということですね？　そして、そのときにどう心理職として関わるかということが問題になるのですね？

私が主治医だったら、心理職にこのところはこうしてほしいというオーダーを他の場合よりも具体的に出すのではないかと思います。現在の問題はこうで、薬物はこういう目的でこれを使っている、ここのところが少し脆弱になっているからここをサポートしてほしい、というようにお願いして、心理職がいたら頻繁に情報を交換しながら、一緒に対応するのではないかと思います。あなたたちがもっている情報を医師と共有できるようにするとよいと思います。医師の方も処方の他に、症状の対処を、心理職と相談した方がよいところがいろいろあります。

このケースは心理的な出来事があってと言うよりも、病的なプロセスがあるかもしれないので、それに対しては薬も使わなければいけないかもしれない。生活の指導もいる。それを心理職と一緒にする。精神科の医師はだいたいそういうことをやっていると思いますよ。ですから、医師にもあなた方の情報を戻して、心理職としてはここのところが注意するところと思うとか、意見を求めたり、積極的にコンタクトをとるといい。

現状は軽い混乱状態のようですし、思考障害もありそうだから、しっかりと休養をとることと薬物治療をすることも必要です。精神科医も薬物と並行して生活指導もするのだけど、せっかく心理職が入って生活指導をしているのだから、医師と積極的にコンタクトをとったらどうでしょう。現状は通院していないから、薬がどうなっているのか。現在の状態が不安定であると医師に伝えて、そうすれば医師から通院を勧めてくれたり、現在をカバーするような対応を多分してくれると思いますよ。それも協働した治療だと思います。

統合失調症の心理面接Ⅰ――生活ができるようサポートすることを第一に

親Th　今、クライエント面接は毎週？

子Th　そうです。毎週。

山上　クライエントはいやがらずに来ていますよね。どうですか、面接のあと、クライエントは少し混乱がみられますか？

子Th　いや、そんな感じはしないです。

山上　混乱しないようにしていかないといけないので、いろいろなものを引き出して発見するという面接よりも、混乱しないように固めるような格好の心理面接が今はいいと思う。サポート・生活の指導の方向の面接です。混乱して動いたりしているところがちょっとありそうだから、患者の言ってきたことを広げて何かを発見していくというよりも、それに対応して穏やかに納めるような心理面接。それに生活指導の方向ももたせる。「早く寝たほうがいいよ」とか、「ご飯は三回食べましょう」とか。この子はときどき混乱しているけれど、生活そのものはできていますから、そこを第一にサポートしていくといいです。

子Th　予備校にちゃんと行くということについてはどうでしょうか。

山上　予備校に行けそうですか？

子Th　うーん、それはちょっとわからないのですが……。

山上　夏休みが終わったら「予備校の通学はどうしようか？」という格好で、少し固めるようにしたらいいかもしれない。予備校に行くのなら、「どのくらいの授業をとるの？」と聞くとか、具体的なところですることがみえるような会話をしていくとまとまってきやすいです。

子Th　やりたいことに対して具体的な道筋をつけるような方法でしょうか。

山上　そう。「やりたいことはなんですか？」というよりも、少し質問をしぼって訊くことが大切です。「予備校は行きますか？　行くのなら朝何時に起きたらいいのかしら？」「一日に授業はいくつ受ける予定なの？」というように少し固める方向で話をすると落ち着きやすい。

下山　不思議なのは、彼は授業には出ないけど、友達との集まりなんかには行けるんだよね。

親Th　はい。

山上　自分のペースを壊さないでやれるからじゃないですかね。行けているんだからそこはしっかりとサポートして。授業には出ないのに「そういうのには行って！」とならないように。活動ができているのだから、できているところをゆっくりと丁寧にサポートする。

## 統合失調症の心理面接Ⅱ――クライエントの生活のイメージを作っていく

下山　たぶんクライエント本人は予備校に行きたいと言うと思うんですけれど、朝起きて授業に行くのは実際にはできない可能性がありますよね。

**山上** うん。そこは、どの授業には行ってみたい？　その授業は何時から？　というふうに聞いて、会話のなかで少し具体性を作っていくとよいですね。「朝何時に起きるとその授業に間に合うの？」「予備校へは電車で行くの？」「友達との集まりはいつあるの？」のように、こちらのイメージを具体的なところで働かせながら質問をして、ゆっくりクライエントのイメージも固めるんですね。

**子Th** そのときに、たとえば、「昼間がすごく忙しすぎるから夜は早く休んだほうがいい」とか言っていくといいですか？

**山上** それは、そうであれば言っていいでしょうね。たとえば、「この授業とこの授業はどれくらい行けそう？」とか聞くんですよ。「一割くらい、二割くらい？」とか聞いていくの。それで「朝何時に起きて行くなら、夜は何時ごろまでに寝るといいね、できそう？」とか聞いていく。こちらが患者の生活のイメージをもって、それを固めるような格好です。

だから「授業を受ける」といっても、授業を受けなければいけないという抽象か、授業を受けたいという意志か、実際に授業を受けるという計画かわからないから、そこのところをこちらが理解できるように聞くんです。「授業を受けるには何時に起きるの？　今は何時に起きているの？　それは難しいね、起きられるの？」と聞いて一つひとつ具体的にイメージを固める。混乱しにくいようにね。

これを抽象でいくと混乱してしまいます。クライエントは、自分がこうしていないから悪いという気持ちが必ずありますから。しなければいかんという気持ちがあって、何か聞かれると「全部の授業に出る」などと、むずかしいところを言うことがあるから、「予備校生ってそんなに授業に出ていないんじゃないの〜?」と返しながら自尊心を低めないように、具体的にできるところをイメージできるようにして、そしてイメージを固める。生活を少しずつ作っていく。あわてないで。

子Th　今までにも「授業を絶対に休めない」という話があったので、他の学生も二人で順番に出たり、たまには休んだりしているから無理をすることはないと言ったり、早く寝たほうがいいと言ったりしてきました。でも、クライエントはその場ではあまりわかっているような感じがないんです。

山上　早く寝たほうがいいという結論を先に言うと、「うん」と言うだけのことが多いんですよ。「学校に行く」も、そのために「朝早く起きる」も、できていない子どもにとっては抽象なんです。だから学校に行くんだったら、「朝は何時に起きればいいの?　今は何時に起きているの?」と聞く。抽象的に「しなければならない」ということと、実際に「自分がそうする」ということにはギャップがあるんですね、できていない子にとっては。だからそこを少しくっつくようにするとよい。

子Th　何か図を書いて伝える必要があるでしょうか?

山上　こちらのイメージをはっきりさせながら、ゆっくりな会話で。それから、できそうかとこちらが言うと、はいそうしますと言うんですよ。「授業に行くには朝一〇時に起きないといけませんね」「はい行きます、起きます」。これはクライエントにとっては抽象なんです。具体的に自分の頭は動いていない。ねばならないというところだけで動いている。

「授業に行くんだったら朝は何時に起きたらいいの？」「朝一〇時」、「朝一〇時に起きれそうかな？」「起きます」、「今は何時に起きているの？」「夕方六時」、「八時間の差があるね、その差を少しずつ縮めてみようか」と、クライエントのイメージが少しずつ作られていくような会話をゆっくりする。そうしないと「朝一〇時に起きる」という抽象思考だけになってしまうんですね。そうではなくて、自分の身体の続きとして、自分がすることとして、具体的な計画にしていくようにすることが大事です。

## 統合失調症の心理面接Ⅲ——希望を尊重し、具体的に実感をもってもらう

**発言者**　私もよくそういうやりとりをクライエントとします。そのような場合、（クライエントの）「ねばならない」というのは希望や期待だけで言っていて、実際は無理なことなので、その解離が気になります。今どうなっているかというところから、クライエントができそうな範囲でもうちょっと上にベクトルを向けるんですが、それは今よりは上だけれども希望よりも下がったところになってしまいますね。

**山上**　下げるという気持ちをこちらがもたない方がいいです。

**発言者**　今よりも少し上げるという意識で、ということですか。

**山上**　いや、上げるとか下げるとかいうよりも、まず、今あるところを、希望をなかに置いて安定させるように、ということですね。

**子Th**　文系から理系に志望校を変えたいと言ったりします。

**山上**　まあ、さしあたりそれでもいい。「志望校を変えるの。そのために勉強するの。いきなりたくさんは勉強できないだろうけど今は一〇分くらいは机に向かえるの？」とクライエントの希望に沿ったところで具体にしてみる。その辺はそのときのこちらの頭の働かせ方次第。

　そのときに、クライエントの志望校を変えたいという気持ちを捨ててはいけないんです。何でもいいからクライエントがそうしたいと思っていることをよく取り出して、具体的に聞いていって現在とつなげて固めること。それ以外のことを動かそうとしないで、希望に関連して今少しあるところを固めていくという格好ですね。

**子Th**　固めていくというのは、具体的にこれこれこういうことをしてということで……。

**山上**　そう。「朝起きたいの？　じゃあそうしてみようか」。それで朝起きられたら、「よかった？」と聞いて実感をもたせていく。このクライエントの観念と実際のところは離れているから、観念を実際の体感に落とすようにする。そのための具体の会話をしていく。そうすると少し話が通じる。

　それから、今の生活ではクライエントの希望がかなうところまではいかないだろうと思っても、クライエントはそこにつなぎたいと思っているわけだから、治療者もつながったらいいなと思いながら面接を進める。一般的な常識にとらわれないで対応することも大切。

## 統合失調症と思考障害

**下山** この人が統合失調症だと診ているのは、どんなところからですか。

**山上** 診断は本人をみないとわかりませんが、報告からは思考障害がありそうに思いました。少しこんがらがっているように思えたけど。しっかりと考えているというよりも、フワフワ浮いているような感じがしますね。思考がしっかりとはつながっていないのではないだろうか、という印象が報告から少しありましたが。

もともと真面目な人で、不良っぽく動くような人ではないでしょう? 勉強もできて好きな人が、勉強をする方法が少しはっきりしなくなっているのかしら? と思いたくなるところがあります。

**下山** 前は解離症状があったということでした。しかし今はむしろ思考障害が問題になっているということですね。

**山上** みないとわかりませんが、報告を聞くとそうかもしれないと思える。解離症状がときどきあったにしても、現在の少しあいまいな生活様式と、意味がとりにくい訴えが少しひっかかりました。

**下山** 観念と現実がズレているところが。

山上　ズレているというのか、少しまとまりがないようにみえる。この人の訴えていることが、私には、少しわかりにくい。

子Th　ときどきは言っていることがわかるんですけど……。

山上　悩みを聞いていって、だんだん悩みとしてわかってきたという感じではありますか？　面接は進んでいるんだけど、一つの悩みの解決に向けて進んでいるというより、ぼやけていく感じが少しあるかな？　と思ったのだけど。

子Th　はい。ぼやけていく感じはあります。

山上　そのときどきで取り上げられていることは、これとこれにどのような関係があるのかなということがわかりにくい印象がありますね。このクライエントの行動をみていると、どうして、今、こういうことをするの？　という印象をもちました。統一性が少ないような気がしたのですが。

## 通常の心理面接と統合失調症の心理面接の違い

子Th　このような状態の場合、こちらからはあまり指示を出したりはしないほうがいいのでしょうか？

山上　それはどういうチャンスにどういう指示を出すかによります。一つひとつよく吟味して、混乱をしないという見通しと、まとまっていく見通しがある具体的な指示を出してみることです。そうやって少しずつまとめていってあげることだと思う。

**下山**　通常の心理療法モデルは、悩みを解決していくことを目指す。ある目標に向かって悩みをまとめあげていくことを目指していくわけですね。しかし、そのモデルにこだわっていると、ここでやられているような面接では、自分は何をやっているんだろうと思ってしまうかもしれない。

でも、統合失調症や発達障害の場合は、悩みを解決していくとか一つの目標に向かっていくというより、生活を固めていく、出てきた問題を一緒に収めていくことが重要となる。ふらふらしているようでいて、長い目でみれば、安心して続いているということになる。クライエントが求めているのもそういうところかもしれないと思いました。

**山上**　悩みの解決ではあるとは思うんですけど、普通の心理面接の悩みの解決とはやはり少し違うのかもしれません。この人は困っていてどうしていいかわからない。宙に浮いたような感じをもっていると思うんです。そこをサポートするという格好になると思います。

## 統合失調症における強迫症状の出かた

**発言者**　このケースの強迫が早く治まってしまったようにみえるのはなぜなんでしょうか。

**山上**　実際にみないで診断はできないんですけど、仮にこの人が統合失調症だとすると、強迫はこのような出方をすることが少なくないです。初期には強迫症状が出やすいです。強迫症状が初診時の主な訴えで、経過をみていると統合失調症の初期であったということもありますよ。

**発言者**　それがすっとなくなるんですか。

**山上**　なくなるというより、他の思考の障害のなかに混じってあいまいな形になっていくこともあります。

**発言者**　じゃあアプローチがなくても消えていったかもしれませんね。

**山上**　わからないですね。治療は一方向ですから。もしこれがなかったらという仮説が立たないんですよ。だから少しでも良くなっていれば、このアプローチをしてよかったと思うこと(笑)。このケースだってこの方法を用いて生活しやすくなって役に立っているのだから。

**下山**　継続して面接に来ていますものね。

**山上**　「薬はこのままでいいでしょうか?」とか、「少し不安定なことを言っておられます」とか、主治医にいろいろ質問してみるといいですよ。

**子Th**　それは毎回の面接ごとに?

**山上**　いや、聞きたくなったとき、ね。

**下山**　お医者さんとはいい関係を作れているので、まあタイミングをみて。

**山上**　クライエントに、たとえば薬に不安を感じているようなところがみえるなら、処方している医者にそれは伝えたほうがいいですよ。医者も心理職に半分任せて、ちょっと気を楽にしていることもなくはないので、意見があれば言ったほうがいい。一人のクライエントを二人でみているのだから、話し合う必要もある種類のことです。

**下山**　確かに、主治医はこちらの心理チームに任せてしまっているかもしれないね。「やってよ、お願い」、みたいな。

**親Th**　じゃあ、コンタクトをとってみようと思います。

# 第六章　長期的生活支援に向けて引き継ぎの準備をする

――発達障害が並存するケース――

## ケースの紹介

【クライエント】二〇歳　男性

【生活史】小学校の時から人とコミュニケーションをとるのが苦手で対人関係がうまくいかず、中学・高校では不登校気味であった。ただし、勉強は頑張ってＩＴ関連の専門学校に入学し、通学していたが、単位がとれずに一年留年をし、来談時は二回目の一年生として学校に通っていた。学校では、鉄道写真を撮るという同じ趣味をもつサークルの友人が一人おり、その友人と会うことが学校に通う目的にもなっていた。

【病歴】高校一年生時に気味の悪い情景が自生的に出現するようになり、汚染・確認を主とする強迫症状が強くなり、子ども医療センターを受診。強迫性障害と自閉症スペクトラム障害の診断で投薬治療を受ける。症状は軽減し、高校生活を送ることが可能となる。しかし、単位不足で専門学校を留年後、二度目の一年生時に強迫症状が再燃し、学校が汚染されていると感じ、家でも手洗いや入浴に一時間以上の時間がかかるようになる。学校に行きたい気持ちがあるが、汚染強迫が強く、外出が困難となり休学となった。背景には、友人関係が広がらず、学校で孤立しがちであったことも要因になっていた。

【臨床過程】カンファレンスまで三六回の母子並行面接を経過した段階でケース発表。初回来談後、問題状況を丁寧に聞き取り、認知と行動の特徴を丁寧に確認することを通して協働してケース・フォーミュレーションを作成し、心理教育および認知的介入を行った。その結果、強迫観念を調整できるようになり、強迫行為も軽減した。専門学校に通学できるようになり二〇回の面接を経て一旦終結した。

しかし、半年後に、テレビで特定のコマーシャルをみると自分は騙されて悪いことに巻き込まれるとの強迫観念が生じ、また他人を傷つけるのではないかという強い恐怖感も覚えて行動を制限するようになったと訴えて再来談した。改めて協働してケース・フォーミュレーションを作成し、状況整理を行った結果、再び留年すると退学になってしまうと誤解し、実社会に出ることに対する恐怖感が高まっていたために起きた症状であることを認識できるようになり、行動を制限することも少なくなってきた。

## 強迫性障害の強迫と発達障害の強迫——対応の違い

**下山**　このケースは強迫性障害（以下ＯＣＤ）ということで来談したのですが、自閉症スペクトラム障害（以下ＡＳＤ）が併存していて、そこを意識して対応しました。曝露反応妨害法（以下ＥＲＰ）をメインにするのではなくて、認知の特徴を治療者とクライエントで共有して、それを修正するような対応をしていった。そういう意味で、ＥＲＰを中心とするＯＣＤの介入手続きの変形だったと思います。幸い有効な結果が出て、専門学校にも再び通えるようになりました。この段階ではホッとしたのですが、半年後に加害強迫が強くなり、再来談となりました。

私たちが最初に山上先生に教えていただいたときに、強迫と言っても、それは発達障害の強迫と、不安障害としての強迫とでは質が違うから、介入の方法も違うというお話をされていて、それが非常に印象に残っていた。それで、ＯＣＤの心理治療を引き受けるとき、最初は発達障害を外していた（引き受けないようにしていた）のですが、でもやっぱりこういうケースが来てしまうんです。発達障害が併発しているケースの場合、ご本人やご家族だけでなく、治療者や支援者も対応が難しく困っている場合が多いですから。

それで発達障害併発ケースもお引き受けせざるをえなくなって、メンバーは試行錯誤しながら対応することになった。このケースの場合も子ども担当の治療者は工夫しながら対応して、発達障害を併発していても、介入が効を奏した、そのようなケースの発表です。

**山上** 混乱しやすいから、そこのところにも焦点を当てなければならないので、恐怖を下げるというだけではうまくいかない。ニューロティックな強迫症状は恐怖反応を下げることで改善されることが多い。それに対して対応の仕方の個別の学習も必要になるのが、発達の障害をもっている人の強迫症状の治療の特徴ですね。

**下山** そういう意味では、認知への介入もしていますが、応用行動分析の方法が重要となりますね。

**山上** ええ。オペラントですね。

**下山**　単なる認知療法ではないわけね。オペラント的な方法で、認知行動を変える。

**山上**　認知行動の修正。認知行動のオペラント分析に焦点を当てた工夫。

**下山**　（子ども担当者に向けて）というわけで、認知に介入しているけれども認知療法ではないそうです。刺激に対して、つまり、その場面・環境に対して、どういう反応を作っていくかがポイントになるわけですね。刺激に対する反応としてみているというところでは、確かに行動分析から機能をみている。

## 自閉症スペクトラム障害を併発するクライエントの支援I――対人関係を拡大できるか？

**発言者**　問題としては、唯一の友達に会いたいけど会えない、行動制限がかかっている、他人を傷つけるのではないか、ということがあるようです。クライエントの社会適応ということを考えると人間関係のサポートは重要だと思います。強迫や不安もあるでしょうけど、やはり自閉症スペクトラムで対人関係を作りにくいという、彼の苦手さもあるのですか？

**子Th**　はい。彼としては、友人を増やしたいと思っているようですが、どうしてよいかわからない。

**発言者**　ということは、症状への対処で不安が下がっていったとしても、次のステップでどう対人関係を作っていくかは別の問題として残るのではないでしょうか。とすると、そのところのサポートがあるといいかなと思います。

**子Th**　そうですね。対人関係は苦手な人です。友人、それも親友と言っていいほど仲がいい友人が一人いるのですが、その友人に会えないという状況です。それとは別に、クライエントの対人関係の苦手さでは、これからクラスでも新しく対人関係を作っていくというのは大変なことだろうと思います。とにかく今はこの仲がいい唯一の友人に会えなくて、クライエントも辛い感じがあるので、そこをなんとかしてあげたいと思います。

**発言者**　そこは症状の問題がクリアできたら会えそうな感じですか？

**子Th**　はい。

**発言者**　やたらに交流を広げなくても、一人でも友達がいるならそれはすごくいいことだと思いますけどね。

**親Th**　学校にはその友人以外には友達がいないので、サークルがある日以外はただ授業を受けに行っているだけで、誰かと話すようなことはないそうです。休み時間は自分自身の持ち物への汚染が気になり、トイレにいる時間が長いようです。そういうこともあって新しい友達をつくることは難しいようです。

## 他機関との情報共有——専門学校の学生サポート室との連携

**下山**　それと関連して、最初のときに、ＯＣＤという診断にＡＳＤと書いてあって、両親は昔から発達障害ということは理解していて療育など対応はしてきていますね。そのことは、本人にも高校生のときに伝えてはいるとのことだけれども、本人は自身のASDについてはどのように考えているのでしょうか？　あるいは自分のことをOCDだと思っているのですか？

**子Th**　OCDだと思っています。ただ、自分の考え方が独特だということはちゃんとわかっている。

**下山**　今、どのような学校でも発達障害支援ができてきて、学生のサポート体制ができてきている。この専門学校がどうかわからないけど、少なくとも知識はあると思う。そのときに、この子がOCDだと思って学校が対応していると、ズレてくると思うんですね。逆に発達障害だとわかれば、サポートする人たちもある程度何をすればいいかわかるということはあると思います。

**親Th**　クライエントの通っている専門学校の学生サポート室に、「発達障害のある方で、OCD症状もあるのですが、本人が学生サポート室への相談を希望しているので、相談を受けてもらえますか？」と連絡をしてみましたが、難しいとのことでした。

**山上**　なぜその学校は難しいと判断したの？

**親Th**　たとえば授業のことは学務担当で、心のことは学生サポート室で、サークルに関してはまた別の担当と分かれているので、彼のような学生には対応しきれないということでした。私としては一箇所で彼の症状について説明すれば、学校全体が彼に合わせた対応を一緒に考えて動いてくれると思っていたのですが。

**山上**　だいたいそう期待されるものじゃないの？

親Th　学校としてはそこまで面倒はみられないとのことでした。
山上　そうかな。たとえば学生サポート室のカウンセラーがクライエントの特徴を知っていれば、他の関係のある担当にもその情報を与えることができるでしょう。そんな色々な担当に分割されていますと言われても、クライエントはどうしたらいいのと迷うよね。情報を他の担当にも伝えるくらいできそうなものだけど。
親Th　「少し配慮してもらえれば、やれることのある学生さんなんです」とお伝えしたのですが。
山上　学校がこのクライエントのためにサポートできることは少なくないと思うけどね。
親Th　「大変なのはわかりますが、うちは学生が多いので、クライエント一人を特別扱いするわけにはいかないので難しいです」と言われてしまって。
下山　子ども担当治療者としては、早く学生サポート室に引き継ぎたいよね。ところがサポート室は期待には応えられませんと宣言している。そこをどうするかがこれからテーマになってくる。
山上　それは、押しつけられているという感覚をもたせるようなリファーになっていて、それがいけないのかもしれない。難しいものを与えられているという感じをもって、方法を思いつく前に、いやな感じをもってしまうのではないかな。
下山　つまり、こちらのリファーの仕方が適切ではなかったということですね。
山上　その可能性もあるかもしれない。学生サポート室は、限界はあるにしろ、対応の方法を知っていたら、できるわけでしょう。こちらの担当者は、これだけデータがあって、方法をわかっているわけだから、クライエントをただお願いしますだけじゃなくて、このときはこうしてくださいと具体的にお願いするとサポート室も対応しやすくなるのではないかな。パターンを守っていればクライエントは混乱しにくい。発達障害の特徴よね。だから、混乱しないように、パターン化した具体的な生活を送るためのわかりやすい指示。それなら指示しやすいし、指示を受けた側もそうしやすいんじゃないかな。

**下山**　こちらの指示を丁寧に出すということは必要だと思います。

**親Th**　学生サポート室は、心理職が少ないため、十分に相談を受けられないとのことです。それでこちらとしても、「これまでの経過を送りますので、またご相談させてください」とお願いはしてあるんですけれども、むこうは「一週間に一回の面接枠がとれるわけではないし、手厚くとなるとちょっと困ります」となっている。

**山上**　そんなに難しくはないけどねえ。今の治療は手厚くというより基本のパターンで進めていってるから、それを踏襲すればいいと思うけれど。新しいことではなくって。

## 自閉症スペクトラム障害を併発するクライエントの支援Ⅱ
### ——混乱しないための長期的継続的生活支援

**親Th**　私としては、デイケアなどの集まりのなかで彼がもう少しいろいろな人とお話したり、関係を作ったりする体験を積んでほしいと思っているんですが。

**山上** あんまり情緒的な広がりみたいなものは期待をしないほうが混乱しないでいいと思うけど。今の方針を踏襲していったほうがいいのではないかしら。

**親Th** 個人相談でよいでしょうか？

**山上** 相談というか、やり方指導みたいなものよね。情緒的なことはもちろん基本にはあるんだけど、それを表に出したカウンセリングではなくて、何時に起きたらいい、これはこうする、ここはよかったねという、今やっているやり方ね。これが合っていると思うけれどね。

私ももう二〇年間くらい、似た人をみているけれど、生活のパターンを決めてずっとやっていくのが混乱させないようです。その人はとても頭のいい人で、中学のときに暴力が主訴で私のところを受診したのだけど。発達障害があり、最初は入院してもらって生活指導をしました。その入院生活でつかった生活スケジュールをそのまま家でも続けてもらって、遠方の人だけど外来通院を月一回で、現在は六カ月に一回になってるけど、通院してもらっている。それでもだんだん生活に幅ができて、マイペースの生活は変わるわけではないけれど、親が病気になったら看病したりご飯を炊いたり、必要なことはちゃんとできるようになっているし、生活できています。

**子Th** 人間関係のつながりが広がっていくことはないのですか？

**山上** 生活は広がっています。つき合う人の数は増えています。でも人間関係が広がることは少ない。たとえば文化的な活動には参加するけれども、そこで人との関係を密にするということはない。行きたければ行っているという感じですね。だけど自分の生活はちゃんとできて、登山したり趣味の音楽を一人でしたり。働いてはいないけれども、現在は病気になった親の面倒をみている。食事の準備をして、お掃除をして、買い物をして、でもまったくマイペースです。

あなたのクライエントもマイペースですよね。マイペースの生活で落ち着いているでしょ。混乱しそうなときには、それを避けるような、その生活で混乱しないような指導というか援助をしてきています。経過が似ていますね。

**親Th** 確かに発達障害の傾向も強いし、先生のおっしゃったようにすごくマイペースなんですけど、この人に関わりたいとこちらに思わせるような、情を動かされる人懐こさのようなものがあります。大勢のなかでは難しいだろうけれど、彼が何人かのサークルに入ったら、ずっと一人でやっていくというより、周りも思わず声をかけてしまうような人だと思うし、彼自身も人と会いたい、人と話したいという気持ちが強くある人だと思うので、少し人間関係を広げていきたいという思いが私のなかにあります。

**山上** そうですね。サークル活動に行ったりするけれど、そこでの過ごし方を聞くと、やっぱりそのなかでマイペース、一人なんですね。活動の範囲は広がっていくけれど、そこから人間関係が大きく発展していくということはないです。

私がみている発達障害の患者さんは、何時に起きた、掃除をした、外出をした、買い物をした、ということを二〇項目くらいあげて、それに毎日〇×をつけることで、生活が混乱しないようにすることを主にして、経過をみている。もう二〇年近く経過しています。それでも、この方針を少し複雑にしたり自由にしたりすると、混乱し生活が乱れます。

**下山**　それで二〇年続けているんですね。本当に彼のためにしっかり付き合うなら、付き合いは一生ものになることもある。しかし、実際には、私たちチームはそのようなサポートはできない。クライエント自身もそのことがわかっているところもあって、誰か長くつながっていられる人を探したいという気持ちはあるでしょうね。

**山上**　そうなんですね。私の患者さんは、現在は年老いた親の面倒をみているし、買い物も、お掃除もできる。趣味の音楽や一人山歩きも楽しんでいる。そして生活記録表の記録はずっと続けています。診察時の雰囲気もほとんど変わりませんね。

## 長期的生活支援に向けて引き継ぎの準備をする

**子Th**　じゃあなんとか専門学校のサポート室のほうへリファーするというのは、考えないほうがいいですかね。

**山上**　本人が混乱をしないようにすればいいと思う。今のところこのクライエントは、発達障害があるけど頑固一徹というほどでもない。治療者を替えられる可能性はあるけれども、原則的なことを言えば、あまり替えずに同じ人がずっとみるといい。でも、治療者も職場を変わったりなど変化もあるからね。今までにわかった対応方法を定式化して、次の人にバトンタッチできるようにしておくといいですね。

**下山** 先生のケースの場合は、その人に発達障害であるという自覚はあるのですか？

**山上** 家族にも、本人にも説明しています。私のところには最初は家庭内暴力を主訴にして来たのだったと思いますが。遠方の人で、それまで五カ所くらいで入院治療をして、どこもうまくいかず、それで私のところを紹介されて来ました。私のところで半年ほど入院治療をして、あとは外来で。現在も半年に一度くらいの頻度で外来に来られています。

**下山** 今後、クライエントのサポートをしてくれる人が現れたときに、彼が自分はOCDだと言うとそこで誤解を招く可能性があると思うんです。せめて発達障害であることを本人が知っていて、そのことを説明できたほうが、周りも何をすればいいか明確になる。今後は発達障害への対応も充実してくるだろうから、まずは自分について周囲に伝えられないといけないと思います。

**山上** こういうときは混乱するのでこうして欲しいのような、自分の存在のための主張ね。それができるようにしてあげたいね。

**親Th** このクライエントは、ずっと子ども医療センターの児童精神科医にかかっていたんですよ。ずっとみてくれていたんですけど、二〇歳になった時点で、急にもうみられないと主治医から言われたんです。それで今年、主治医が精神科クリニックの精神科医に替わったんです。ですので、お医者さんが替わった後、ここも急に替わってしまうと混乱すると思ったので、早めに本人と親と相談してリファーの準備をしなければと思ったんです。

## クライエントの能力をちょっと手助けする

**山上** 欲を出さないこと。変えようと思わないこと。与えられている生活ができたらいいな、くらいの願いでの援助がいいと思う。もっとできたらいいなと欲を出して、外からの変化の力が大きくなると、混乱させる可能性がある。生活していたら徐々に生活の能力は伸びていくところがあるから、それを自然に、そっと、よしよし、と愛でるくらいの援助がいいです。

**親Th** はい。相談を再開したときは「学校生活は送れないかも」と不安になりましたけど、そこからの建て直しは彼はとても頑張ったと思います。学校生活をなんとか普通に送っている。

**下山** うん、それに子ども担当治療者もうまくやっていると思うよ。クライエントに共感する、何か独特の感覚があるんだと思う。

**山上** クライエントの能力のところをちょっと手助けして、サポートしている。邪魔をしていない。

**下山** わかりやすくやっている。

**山上** いい経過です。

**下山** 上手に対応しているから替わって引き継ぐ治療者がなかなかいないという面もありますね。

**山上** ずっと受け持ってごらん。ずっと経過をみるということはすごく大事だし、役にも立ちますよ。だから、治療者になれない条件がない限り、みてあげていたらいいじゃない？　これだけよくみてきているんだから。

**親Th**　生活も、朝起きて、夜寝るというのはなんとかやっていますね。お薬の力を借りながら。ご飯も食べているし。

**発言者**　これだけ短期で戻せる力があるのがすごいし、戻せる方法もわかっているのもすごい。なんとかやれそうな人だなという安心感がある。一人でも友達を作っているのもすごいと思います。だからこの生活を維持しているうちに何かいいことがあるんじゃないかという気がしました。

# 終章　カンファレンスで学んだこと

## カンファレンスを振り返って

**下山**　われわれはこのケース・カンファレンスでいろいろなことを学べました。私の研究室では、二〇〇三年くらいから山上先生に講義をお願いしていました。私は、先生に指導をお願いする以前に英国で在外研究をする機会がありました。そこで、認知行動療法がすごく大事だと考えるようになりました。私はもともと臨床現場で育った人間でしたので、生活のなかでどう問題を解決したらいいかという点で行動療法が大事だなと思っていたということもありました。そのような経緯で、山上先生に行動療法のご指導をお願いいたしました。そして三年間、毎年講義をしていただいた。そのときのメンバーは今はほんの数人しか残っていませんが、その学んだことをみんなと少しずつ形にしてきたわけです。

そして四年くらい前から、その成果として私の研究室のメンバーを中心に、認知行動療法の曝露反応妨害法（以下ＥＲＰ）を強迫性障害（以下ＯＣＤ）を抱えた子どもや若者に適用する活動を開始しました。そうしたらいつの間にかケースがたまってきて、他のお医者さんや心理職から、ＯＣＤの認知行動療法はどうやるのと聞かれるようになった。それで、少しできるようになってきたのかなと思いまして、ぜひ先生にみていただきたいと思ったわけです。

そういう意味で、私にとっては先生に教えていただいたことの宿題を少し結果として出さなければいけないかなと思って、ご報告のつもりで今回のケース・カンファレンスを開催することにしました。最初のころのケースに比べれば少しは先生に評価をいただけると思ったのですね。そのような経緯もあるので、参加したメンバーも先生のご意見に違和感は感じていなかったとの印象です。先生のコメントを伺って、いつもの研究室のカンファレンスとは全然違うところから球が飛んでくるという感じを持つことはなかったと思います。むしろメンバーは、自分たちがやってきたことでよかったんだなという感じはあったんじゃないかなと思うのです。それはおそらく、二〇〇三年くらいから学んできたことが今の活動につながってきて、できたことであるので、源流は山上先生ですからそれも当然だと思います。

失礼な言い方かもしれませんが、私が先生の弟子とするならば、今回のカンファレンスに参加したメンバーは孫弟子みたいな感じで、一つのファミリーみたいなものかなと思っています。こうして今回先生にみていただき、また今後もどう発展するか見守っていただけたらなと思っております。今日はそんな流れのなかのケース・カンファレンスでした。また、いろいろな機会に山上先生に教えていただきたいと思います。

どうでしょうね、みなさん。まだまだ先生と話し足りないという人がたくさんいるのではないでしょうか。

**山上**　ケース・カンファレンスはよかったですよ。

**下山**　今回発表したケースは、カンファレンスのために特に選んだケースというわけじゃないんです。

**山上**　あれが日常的なのね。かなり重いケースも出ましたが、よかったですよ。引いていないところがいい。心理職のケース発表ではもっと抽象的になったり、ケースが軽かったり、生活指導だったりが多いですけれど、それももちろん大切ですが、このケース・カンファレンスでは難しいケースの治療経過で、それがよくできていて驚きました。非常に頑張っていて、力がついてきたと思います。

**下山**　ありがとうございます。

**山上**　ケースとの向かい方がいいですね。逃げていない。ちゃんと向き合ってとっている。もちろんとりそこなったりしているところもありましたけれど、姿勢としてちゃんと向き合っていますね。それはそんなに容易にできるものではないんですよ。それはそういう雰囲気のなかでできることですからね。ケースから逃げたら逃げる習慣がついていきます。それにちょっと重症だとすぐひいて他に回すというのも伸びない。場の雰囲気も壊れる。でも、ここはしっかりとケースに向き合っていて、いいですね。これからも頑張ってくださいね。

## 統合失調症と認めることができないご家族と本人にできることは？

**発言者A**　主訴についてお聞きしたいのですが、今回取り上げたケースのなかに、だんだん統合失調症っぽくなってきたものがありました。当初はOCDの大変さをなんとかしてほしいということだったのですが、明らかに崩れてきているのに親御さんも認めないし、本人も認めない。こちらは大枠としてはは統合失調症のケアに重心を置いて、生活を固めるようなケアをしていく必要があると思うのですが、親や本人はそれを認めないでずっとOCDの症状を訴えてくるようなときは、目標の共有という点でズレが生じてしまいます。そんなときはどうしたらいいのでしょう。

**山上** 家族やクライエントはOCDの治療を求めていたけれど、みていたら統合失調症のような思考の障害のような症状が出てきた。だとしても、訴えられているのは強迫症状のところですから、やっぱりそこを治療の対象にしたらいい。そのときには治療の仕方、対応の仕方や注意の置き方が、不安障害の場合とは少し異なるところがある。そこを具体的に説明したり、お願いしたりします。治療をすることには変わりないですね。

OCDであろうと、統合失調症の強迫症状であろうと、そこでみなければいけないものはみなければいけないし、しなければいけないことはしなければいけないです。そのときに、相手の理解や気持ちに合わせてそれをするしかないという点では、どっちであっても同じことです。統合失調症だから違うというのではなくて、統合失調症の強迫症状が問題になっているのなら、それを治さなければいけないわけですからね。

統合失調症の強迫は、治療をしているとそのうち強迫性があいまいになって、反復行為になっていくことも少なくないけれど、それでも、それに合わせて治療をしていかなければいけません。対象と方法がそのつど異なっても、態度としては同じなのではないでしょうか。家族が説明を求めてきたときは、この子の今の症状はこういう特徴があるからこうして治療をしましょう、薬はこうして使いましょう、このように対応しましょう、と説明すればいい。

**発言者A**　家族が統合失調症だと認めたくない場合には、そこのところを説明しなくてもいいということですね。

**山上**　ええ。「統合失調症でしょうか？」と家族に聞かれたら、「その可能性があると思います」「いま必要と考えられる薬も使ってみましょう」「いま必要で、できるところを治療しましょう」と答える。「その薬は統合失調症の薬ですか？」と聞かれたら、「統合失調症に使われやすい薬です。使わせてください」と言って納得してもらいつつ使います。要は治療ができるようにすればいい。病名で立ち向かわない。家族が受け入れられるようにする。

統合失調症という名前を言わなくても、家族は「普通の強迫神経症と違いますか？」というように聞いてきますから、そのときは「そうですね、少しいま必要な治療も追加しましょう」と言ったりして、家族に（心の）準備をしてもらうのです。自然に、だんだん納得できる方向に準備をしていくのも治療のなかで必要なことです。

**発言者A**　薬が効けばいいですよね。症状ベースでだんだん良くなっているのがわかれば、逆に受け入れも少しずつできるようになっていって、確定診断がついたときも受け入れられるようになるかもしれないですね。

**山上**　そうね。それはもう患者や家族の納得次第ですが、納得してもらうのも治療のうちです。治療をしなければならないんだったら、治療をさせてもらえるように、納得してもらえるように、薬も服用のさせ方も、その人のその症状が楽になるように納得してもらえるように工夫する。

**発言者A**　私たち心理職にとっては、病理をとる、症状をとるということは重要なことで、それはトレーニングを受けて頑張ってとろうとしていますが、私たちは薬を出せるわけではないし扱いに困ってしまうことがあります。統合失調症というような言葉に振り回されず、よい治療をしていきたいという思いはありますが、そういう言葉をどう収めたらいいのか。

家族が納得できるところまできたときに「そうかもしれませんね、お医者さんはなんと言っていますか？」というやりとりになるのかなと思いますが。

**山上**　そうですね。心理職の人は心理職の判断での意見になるのではないでしょうか。

**発言者A**　セカンド・オピニオンを聞きに行くのに抵抗がある人は、心理職に聞いて確証を得ようとすることがあります。そういうときに少し迷うことがあります。

**山上**　仕方がないことですね。心理職としての判断を告げることになるのではないでしょうか。

納得してもらうように努力するけど、ちょっと時間を待つとか、セカンド・オピニオンを求めてもらうとか、そういうことも必要な場合があるかもしれない。やっぱり不安でいやなことでしょうしね、病気だと言われるのは。

**発言者A**　カンファレンスで議論したケースでは親御さんがセカンド・オピニオンをたくさん求めていて、そうするとクライエントさんが疲れてしまうだろうなと心配です。どこに行っても同じ答えが返ってくるだろうなと思いつつも、他にいいクリニックはないですかと聞かれることがあって、どう答えたものか……。

**山上**　でも一〇回もではないでしょう。多くても三回くらい？

**発言者A**　四〜五回は多いという気がします。三回くらいはときどきあると思います。

**山上**　仕方がないですね。統合失調症であろうと強迫性障害であろうと辛いことです。そのうえに治療を受けなければならないのだから。

**発言者A**　親御さんにとっても時間とかプロセスというものがいるんでしょうね。

**山上**　ええ。ただ、精神科に来るときにも、いろいろな姿勢で来られますけどね。

**発言者A**　一戦交えてやろうという感じの方もいらっしゃいますね。

**山上**　自分のことなのに、人に相談しなければならなくなっているわけで、そうあるのは当然の気持ちかもしれませんね。だからそこをまず納得して引き受けること。診断することにはそれだけの重みがある。親にとってはすごい重みがあるでしょうね。診断に不服で別の病院に行くことも、薬を出しても飲んでもらえないこともある。

薬を飲んで欲しいから、統合失調症という病名の主張よりも、不眠と幻聴がありますからと症状を説明して、薬を飲んでもらうようにしたりなどして、クライエントがそのとき納得できるところで説明して治療を受けてもらいやすいようにします。それで少し症状が治まれば、家族もこちらの意見を少し聞いてくださるようになりますからね。「統合失調症ですか？」と家族から聞いてきたりすることもある。

**発言者A**　なるほど。

**山上**　臨床は、私たちの仕事は、相手あっての仕事です（笑）。

## カンファレンスで学んだこと――結局は症状にどう対処するかが大切

**発言者B**　経過をみていくなかで、これは強迫性障害なのか統合失調症なのかどちらだろうという話し合いをすることが多かったんですね（第三章のケース）。ＯＣＤの介入手続きに乗せてＥＲＰをすることが本人のためになるのかを考えされられました。もし統合失調症だとしたら、統合失調症の強迫行為の扱い方については勉強不足なので、何をすればいいのだろうという経過をたどっていました。

でも先生のお話では、後ろに何があっても出てきている症状は、とにかく本人が指が変になって辛いと言っているのだから、それに対してちゃんと効くようにやらなければいけないということでした。私たちは今まで、強迫性障害なのか統合失調症なのかに気を取られすぎていて、本人が辛いと言っても、ＥＲＰをしていいのか迷ってしまって、こちらが引き伸ばしてしまった面もあったのかなと反省しました。

クライエントは来るたびに言うことが変わってこちらもおろおろするのですが、そのときに何がしんどくて、どうなったら少し楽になるのかなということに気を配れるようになりたいなと思いました。

**山上**　そうなの、それが大事なの。今その患者さんに何をしてあげることができるかということ。辛い症状を辛くないようにするのにどうしたらいいのか、あれこれ考えること。その連続なんですよ、臨床は。

**発言者B**　発表のなかでも、私とクライエントの間でERPをするかしないかの押し問答があったことに触れましたが、そのときは親面接担当の治療者が私と本人の関係が悪くなるといけないと思って、治療方針についての説明を全部引き受けてくれました。でもその間にも本人（の表情）が如実に固くなっていって、このやりとり自体がストレスになっていることがわかりました。そのときもどうしようという迷いがありました。本人に対して今何ができるかが大事だし、的確なことをするためには知識が必要なんだなと思いました。

**山上**　そうそう。それから現象と訴えと病歴をよくみることね。ずっと勉強ね。

**下山**　何をしたらいいかというときに、ERPも一つの方法としてあるけれど、それ以外の方法も学んでおかなければいけないということですね。

**山上**　いくつもの方法をもっておいて、そのときの、そのクライエントの、その症状と体力や能力に合わせて、合った方法で治療を進めるのです。

**下山**　ERPだけだったら、それができないときにお手上げになっちゃうしね。先生が先ほどおっしゃっていた現実を固めるというのも、課題分析の積み重ねですよね。

**山上**　そう。何が問題かをみるときに、たとえば援助をするときに家族の力がどれだけあるかを一つひとつみていくでしょう。これは課題分析の技術なんですね。やっているうちにいろいろわかるようになるよ。

**下山**　そういう目でみていると、この技術を学びたいという思いも出てくるからね。それが大事だと思う。一つの理論を学べば大丈夫なんて話ではないから。

**発言者B**　もち駒を増やしたいということをすごく感じました。

**山上**　それから当然のことだけど、やっぱりクライエントを大事にすることね。うまくいったり、うまくいかなかったり、長く付き合っていたりするクライエントがいるでしょう。クライエントのヒストリーというか、その後どうなっていったのかということも大事にすること、みていくことです。みっぱなしだと疲労感だけが残ったりするでしょう。自分の臨床からも学ぶには、経過をみていくことね。クライエントが逃げないようにちゃんとみること。経過を追うというのは、治療者としての進歩のためにもなることです。

**下山**　クライエントが来られなくなるのにはいろいろな事情があると思いますが、しばらくしてからこちらから連絡をしてみるということも大事でしょうか。

**山上**　私は、精神科の場合になるのでしょうが、こちらから連絡をとっていいかはあらかじめ約束しておきます。守秘義務とかいろいろな義務が臨床にはありますからね。心理職のほうはそこまで厳しくないだろうとは思いますが。

## わからないことがわかるようになるには

**発言者C**　いくつかケースを聞いていて、先生が共通しておっしゃっていたことだと思うんですけど、わかったこととわからないことがあって、わからないことはわからないということを意識することが大切と思いました。

**山上**　そう。わからなかったところは、わからなかったところとして、捉えておく。

**発言者C**　普段の臨床でもついわかったつもりになってしまうことがありました。でも今回のケース報告と先生のコメントを聞いて自分のケースを考えてみると、全然わかっていなかったなと気づかされることがいくつもありました。以前、先生のお話を聞いたときも同じように思ったのですけれど、一年二年と時間がたつと、やっぱりわかったつもりになってしまっているなと今回改めて思いました。わからないことがわかるようになるにはどうしたらいいんでしょう。

**山上**　一つは、他の考えごとをしていて、そういえばあの人こうして良くなったんだと突然思い出していることがあるのね。クライエントのことはいつも頭のなかにあるから、ふと、「あの人はああすればよかったんだ」とか、「失敗だと思っていたけど、あの人はあのときあんなことを言っていたから、やっぱり失敗じゃなかったんだ」とか、頭のなかで反芻していることがよくあるんですね。もう職業病みたいなものでね。そんなことをできるだけ言語化することが大事でしょうね。書いてみる。

私たちは若いころは、クライエントをみたら、何をみたか、どういう印象だったか、どうしたいと考えたのか、どうしたのか、反省点、とかをカルテに書かせられていました。それは鬱陶しいことだったけど、やっぱり書いたり記憶しておくことは、気にとどめておくことですから大事ですね。特に技術の修得にとって。

でも忙しい臨床のなかでそれが流れて行ってしまいやすいの。私はカルテ番号を控えて、考えたいときにはカルテをみるようにしているけど、自分の考え方を深めるために、自分の記憶のなかに残すようにしておくといい。メモ書きでもいいです。あの人がああいうふうに言ったのでこう思ったけど、それは間違いで、こうだった、とかね。

**発言者C**　その回の記録だけに限らず、普段考えたりすることをというわけですね。

**山上**　クライエントのことね。私はときどきクライエントの診療カルテを出してきて読んだりしています。カルテに書かないような、そのとき感じたことも、自分のノートに書いておく。そういうことが技術を上達させるためには大事じゃないかな。

いつもでは大変だから、よくできたなと思ったときとか、しまったと思ったときとかに書いていたら、役に立つと思いますよ。

**発言者C**　そういえばこんなこと思ったことあったなあ、ということがあっても具体的には思い出せなかったりしますね。

**山上**　そうね。もったいないね。そういえばあのときも、と思うことがあるでしょう。

**下山**　わからないことがわかるということは、逆説的に言えば、わかることはわかっていなければいけないことだと思うんですね。たとえば今回出たケースで、統合失調症じゃないかと思う、それはなぜかというと思考障害があるから、というケースがありました。そこには思考障害だとわかる知識や技術がないといけない。それがわかると、これは思考障害がありそうだというところまではわかる。もっと知識があれば、思考障害があるのになぜこんなことが起こるのか、あるいは思考障害があるのになぜこんなことができるのかもわかってくる。

そういう意味では、適切な知識をしっかり学んでおくということが、逆に言うとわからないこともわかってくるということにつながる。そういうこともあるような気がします。

**山上**　それからね、人の意見を聞くこと。誰でもいい、同僚でも、上でも下でもいいから、人の意見を聞くこともすごく役に立ちます。それは取り入れても取り入れなくてもどちらでもいいけど、人の意見を聞いてみるという習慣ね。

心理職の人はわりと一人職場が多いから、自分で固まってしまっているでしょ。そうすると情報が入りにくいのね。看護師さんの意見を聞くとものすごくよくわかりますよ。これは何かの本にも書きましたけどね。病棟の看護師さんと話したら「先生、あの患者さん良くないですよ」と言うんだけど、良くなってきていると思っていた患者さんなので、「どこが良くないの?」と聞くと、「まだお行儀が悪い」とかね。人の意見をよく聞くこと。情報を集めることも自分の臨床力を高めると思います。

**下山**　それで連想したんですけど、わかった気になってしまうというのは、内輪のビッグな概念でわかった気になってしまうということがあると思うんです。「少し良くなった、これは自己実現だ、元型だ」、みたいなね。そのような場合わかったつもりになっても、実際には何もわかっていないことになる。看護師さんに「元型だ」なんて言ったって、何を言っているんだと言われてしまう。他の人にもわかるようにちゃんと説明できるということが大切になる。事実に合っている細かな知識や観察力というものが大事だろうと、今の話をうかがって思いました。

**山上**　ケースの話をするときに、テクニカル・タームをできるだけ使わないで説明する練習をしたりするとよいです。テクニカル・タームを外して話すと、その人の状態像を繊細に話すことになります。テクニカル・タームで説明すると概念説明になるので、どれだけ自分がわかっているかわからないこともあるよね。クライエントの話をするとき、できるだけテクニカル・タームを使わない訓練をするのも、うまくなるのに役に立ちます。

　私は、若い人たちがケースを検討するときに「○○状態がある」と言ったら、それは実際にどんな状態なのかと聞くのね。そうしないとわからないでしょう。テクニカル・タームは概念をまとめる言葉として大切ではあるけれど、自分がそれを使うときには、それが自分のイメージのなかの何を指しているのかを考える。そういう癖をつけておくと臨床が殺伐とならず、生き生きとなりますよ。

**発言者C**　殺伐とならないというのはどういうことでしょうか？

**山上**　潤うというかな？　「幻聴だ」と言うより、「あの人は、自分のことを知らない人が遠くでこんなことを言っているのが聞こえてくるのを怖がっている」のほうが、潤いがあるでしょう（笑）。

**発言者C**　なるほど。

## 治療者として自信がもてないとき

**発言者D**　どんなケースをやっていても自信がないというか、うまくいっていない感じがするんです。「このクライエント、私に当たっちゃってかわいそうだな」とか思ってしまいます。自信満々でなくてもいいのですが、負い目なくやれるようになるにはどうしたらいいでしょうか。

**山上**　人の精神をみるのが職業だからやっている、という感じだけどね。私に当たって気の毒というのは、今でも思うことがまったくないことはない。もっとやさしい人に当たればよかったのになんてね。

**発言者D**　いつもそういう思いがあるのです。ケースに失敗してしまったときは特にすごく悪いことをしたなという。

**山上**　それはあって仕方がないね。私たちの仕事は、いつも百点満点で合格点がとれるという仕事ではないでしょう。三〜四割できたらまあ今日のところはいいだろう、というくらいのものかもしれない。人の話や人の心が百点満点わかるとか、そんなことではないでしょう。一生懸命わからせてもらっていて、わかったところで、クライエントが私に伝えたかったことの何割くらいが伝わったのか、といつも思いながらやる。

これは本にも書いていますが、以前はクライエントに、「あなたが私に伝えたいと思ったことの何割くらいを私が理解できたと思いますか?」という質問をときどきしていました。そのときクライエントはどのくらい伝わったと答えると思いますか?

**発言者D**　半分くらいですか?

**山上**　そう、「六割くらいかな」と。そんなところなのでしょう。一生懸命聞いていても、その程度しかクライエントのことはつかまえられていない。それも五〇歳くらいになって、経験者だと思っているころの話ですよ。クライエントに、「あなたの話をずっと聞いてきたけど、私の聞き方や反応・表情からみて、あなたの話の何割くらいを私が理解できたと思う?」と聞いたらそんな答えでした。「クライエントはそう思っているんだな、そういえば私もその時点ではそれくらいしかわかっていないな」と思った。

ちょっとずつちょっとずつわかっていくのではないかな。クライエントのことがすべてわかるなんて思うのは大間違い。クライエントの家族のことだって、二〇年くらいたって、実はこんなことだった、なんて当時のことの説明をされることもあるのね。だから、それはそれで仕方がないと思いますよ。

**発言者D**　仕方がないですか。

**山上**　そんなところもあると謙虚に思っていたらいいね。クライエントが自分を信頼してくれるからといって、すべて信頼してくれているかといったらそんなことはありえないでしょう。そんな考えがどこかにあるほうが、わからないから謙虚にまじめにクライエントに教えてもらうことができる。

何のために面接をするかといったら、クライエントが話したいことと、治療者が治療のために聞きたいことを聞くためです。治療するために必要なことをクライエントに教えてもらうというのが基本ですから、その基本を守りやすいんじゃないかな。

**下山**　Dさんのケース発表（第六章）は、発達障害のケースとしてとてもよい発表だったと思うけど、どこがよかったのか山上先生にうかがったら、「侵襲しないから」とおっしゃっていた。入り込まないところがいいと。

**山上**　入り込まないというと、引いている感じだけど、無謀にぐいぐいと入っていかないということね。侵襲していない。クライエントが聞いてほしいところを聞いている。だから優しかったという意味です。

**下山**　自信がないと言うけど、なかには「私に当たってよかったでしょう」と、どんどんのしかかっていくような人もいるじゃない。「俺ってすごいだろう」みたいなね。それはむしろクライエントさんには迷惑だよね。特に弱い、障害をもった人には本当に迷惑だと思うんですよ。そういうところがないことが、むしろDさんのセンスのよさでもある。あんまり褒めてはいけないかな（笑）。

**山上**　態度というのかな、姿勢というと精神的になるけど、やっぱり対応の技術があるのだと思うのね。侵襲していない。

**発言者D**　逆に、侵襲しないといけないときに侵襲というか、直面できるのかが心配ということもあります。

**山上**　そのときはそのとき（笑）。グイと出て行かなきゃいけないときはそうしなきゃいけない。必要なことをするのが臨床だからね。

**下山**　論文を書くときはぜひグイと出てもらいたいね（笑）。

## クライエントのことが頭を占めるとき

**下山**　Eさんはどう？　さっき先生が、何年か経って家族のことがはっとわかったりすることがあるとおっしゃっていたけど、発表したケース（第四章）もそうだよね。最後になって、あっと思った。

**山上**　歩きながらとか、全然関係ないときに、あのクライエントがああ言ったのはそういうことだったんだと突然思うことがあるの。ずっと頭のなかにあるのだろうね。そのクライエントを目の前にしたときではなくて、そのことを考えてもいないのに、突然その場面が頭のなかに浮かんできて、「そういうことだったのか！　私は間違えていた」と思ったりすることがある。そうすると次にそのクライエントに会うまで胸がどきどきして。そんなことよくありますね。だからクライエントから聞いたこととかが、ずーっと頭を占めているのだと思うのね。

**発言者E**　死にたいと言われると、そのことがずっと頭のなかを占めてしまって、あの人死んでいないかなとずっと考えてしまいます。ちょっとヘビーなときとか、いろいろ重なってしまったときに、ふとそんなことを考えていることに気づいて、しんどいなと思うことがあるのですが、先生はしんどいと思うことはありますか？

**山上**　仕事ですからね。考えても仕方がないのに考えてしまっているというところもある。ちゃんと決断をして、入院しないで一週間後に面接することにしているのに、その間に何か問題が起こってはいないかなとふっと考えが頭をよぎったりする。

**発言者E**　できることは精一杯したつもりなんですけど、ふと気づくと考えている。

**山上**　ありますね。でもしようがないわね。

**発言者E**　先生もあるんですね。

**山上**　ありますよ。

**下山**　被害妄想の人とか被害念慮の人に会っていると、こちらも疑われているんじゃないかとか、だんだん周りが気になってきてしまうことがあるんですけどね。

**山上**　被害妄想を私に一生懸命話しているうちは大丈夫ですね。私を味方と思って訴えているから。話のなかに自分が入ってこないうちはね。

**下山**　なるほど。でもだんだん入ってくるのではないかという怖さはないですか？

**山上**　統合失調症のそういう妄想にはあまり入ってこないですよ。

**下山**　むしろパラノイアのほうが……。

**山上**　そうですね。思路障害があまりない人たちは、もしかしたらそういうこともあるかもしれないけど。

混乱が少しある統合失調症の人とか、早く入院させられない事情があるときに、事故を起こさないで、死なないでということが頭を占めていることはよくありますね。

## 取り出さねばならない症状とはなにか?

**発言者F**　先生は症状を取り出してみなさいとおっしゃいますが、先生が言う症状というのはどういうものなのでしょうか?　私は発達障害の人をみているので、器質的というニュアンスだけではないだろうなと思うのですが。

**山上**　ここで言っている症状は、訴えられているもの、それがために私たちの援助を求めて来た問題。学校に行けないとか、眠れないとか、そういうことも症状と言っていますね。

**発言者F**　たとえば対人関係がうまくいかないというのは?

**山上**　対人関係がうまくいかなくて治療を求めて来たら、この場合、その人のそのときの訴えられている症状は、主訴は、「対人関係がうまくいかないこと」になる。

**下山**　診断のときに、いわゆる精神症状がいろいろありますが、そういう単位のものではなくて、訴えてきたもののなかの問題を言うのですか？

**山上**　その人が今、問題にしていることがら、そのために相談や受診した問題。この人にはどんな症状があるかというときには、たとえば不眠があるとか幻覚があるとかいう症状がありますね。

**下山**　主訴としての症状と精神疾患としての症状とは、違った意味で用いるんですね。

**山上**　訴えてきた問題を主訴として取り上げるのです。

**下山**　対人関係で訴えてきたときに、それはよくみていくと対人緊張があるとか。

**山上**　そう。対人緊張が訴えられて、その治療を求められていると、それがひとまず主訴になる。そういうふうになればいいけど、主訴は変わることがあるから。現在の主訴は何かということになってくることもある。

**発言者F**　すっきりしました。

**下山**　それは医療でやるときは大事だと思うけど、医療と違う意味でもっと幅広く心理職としてやるときには、何をとると考えたらいいでしょう？

**山上**　やはり、問題とされているところ、そのために相談に来た問題ということになりますかね。話したり、検討する問題点。訴えるという言葉は心理職では使いますか？

**下山**　主訴という言葉は普通に使います。

**山上**　主訴は、訴えられている主な問題ということになるのかしらね。

**下山**　そういうものをしっかりととっていく、ということなんでしょうね。そこから、その人にまつわるどんな現実が起きているのか探っていく。

**山上** どこかに入口がいるでしょう。「何がお困りですか?」から入りますね、医療では。心理職もそうだと思うけど。

**下山** そうですね。

**山上** どのようなことがお困りですか? それはいつごろからですか? 何かきっかけになるようなことがありましたか? その前はお元気でしたか? ご家族は? など援助するために理解しておきたいことを、主訴を中心にして聞く。これが病歴のとりかたの基礎です。

**下山** そろそろ時間が来ましたので、今日はここで締めてということで。長い時間どうもありがとうございました。また機会があればぜひ、お願いしたいと思います。

**山上** 楽しく過ごさせていただきました! ありがとう。

## 著者略歴

**山上敏子**（やまがみ・としこ）

三野原病院精神科医師。

1962年九州大学医学部卒業、1963年九州大学医学部神経精神医学教室入局、1969～1970年米国テンプル大学留学、1974～1984年九州大学医学部講師、1985～2001年国立肥前療養所臨床研究部長、2001～2007年久留米大学文学部教授、早良病院を経て、2014年より現職。

主著『行動療法』（単著、岩崎学術出版社、1990）、『行動療法２』（単著、岩崎学術出版社、1997）、『行動療法３』（単著、岩崎学術出版社、2003）、『方法としての行動療法』（単著、金剛出版、2007）、『山上敏子の行動療法講義 with 東大・下山研究室』（共著、金剛出版、2010）ほか多数。

**下山晴彦**（しもやま・はるひこ）

東京大学大学院臨床心理学コース教授。

1983年東京大学大学院教育学研究科博士課程退学、1997年東京大学博士（教育学）、1991年東京工業大学保健管理センター専任講師、1994年東京大学教育学部教育心理学科助教授を経て、2004年より現職。

主著『臨床心理アセスメント入門』（単著、金剛出版、2008）、『認知行動療法を学ぶ』（編著、金剛出版、2011）、『迷わず学ぶ 認知行動療法ブックガイド』（編、岩崎学術出版社、2012）、『子どものこころが育つ心理教育授業のつくり方――スクールカウンセラーと教師が協働する実践マニュアル』（監修、岩崎学術出版社、2013）、『臨床心理学をまなぶ ２――実践の基本』（単著、東京大学出版会、2014）ほか多数。

山上敏子の行動療法カンファレンス with 下山研究室

ISBN978-4-7533-1076-0

著者
山上敏子
下山晴彦

2014 年 8 月 24 日　第 1 刷発行

印刷・製本　(株) 太平印刷社

発行所　(株) 岩崎学術出版社　〒 112-0005　東京都文京区水道 1-9-2
発行者　村上　学
電話 03 (5805) 6623　FAX 03 (3816) 5123